Las increíbles propiedades terapéuticas del cloruro de magnesio

Luigi Mondo

Stefania del Principe

Las increíbles propiedades terapéuticas del cloruro de magnesio

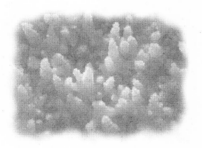

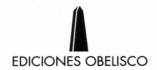

EDICIONES OBELISCO

Si este libro le ha interesado y desea que le mantengamos informado de nuestras
publicaciones, escríbanos indicándonos qué temas son de su interés (Astrología,
Autoayuda, Ciencias Ocultas, Artes Marciales, Naturismo, Espiritualidad,
Tradición...) y gustosamente le complaceremos.

*Los editores no han comprobado la eficacia ni el resultado de las recetas, productos,
fórmulas técnicas, ejercicios o similares contenidos en este libro. Instan a los lectores
a consultar al médico o especialista de la salud ante cualquier duda que surja.
No asumen, por lo tanto, responsabilidad alguna en cuanto a su utilización
ni realizan asesoramiento al respecto.*

Puede consultar nuestro catálogo en www.edicionesobelisco.com

Colección Salud y vida natural
LAS INCREÍBLES PROPIEDADES TERAPÉUTICAS DEL CLORURO DE MAGNESIO
Luigi Mondo y Stefania del Principe

1.ª edición: octubre de 2010
2.ª edición: julio de 2013

Título original:
Le incredibili proprietà terapeutiche del cloruro di magnesio

Traducción: *Carlos Martínez*
Maquetación: *Marga Benavides*
Corrección: *Sara Moreno*
Diseño de cubierta: *Marta Rovira Pons*

© 2009, Il Punto d'Incontro
(Reservados todos los derechos)
© 2010, Ediciones Obelisco, S. L.
(Reservados los derechos para la presente edición)

Edita: Ediciones Obelisco, S. L.
Pere IV, 78 (Edif. Pedro IV) 3.ª planta, 5.ª puerta
08005 Barcelona - España
Tel. 93 309 85 25 - Fax 93 309 85 23
E-mail: info@edicionesobelisco.com

Paracas, 59 C1275AFA Buenos Aires - Argentina
Tel. (541-14) 305 06 33 - Fax: (541-14) 304 78 20

ISBN: 978-84-9777-683-7
Depósito Legal: B-36.803-2010

Printed in Spain

Impreso en Novoprint, S.A.
Energía, 53 – 08740 Sant Andreu de la Barca (Barcelona)

Introducción

En estos últimos años estamos asistiendo a un fenómeno que afecta a todo el planeta: el alarmante aumento de las enfermedades. Aunque es verdad que en comparación con épocas anteriores se han descubierto nuevas curas para atajarlas y que la duración media de la vida se ha ido prolongando, también es cierto que estamos muy lejos de una solución definitiva y que, en gran medida, nos estamos limitando a suprimir los síntomas de un malestar evidente y general.

¿De dónde procede este difuso malestar? ¿Cuáles pueden ser sus causas? En nuestra opinión este desasosiego proviene de un único problema de orden mundial: la llamada «civilización». Civilización entendida como un progreso forzado o impuesto, es decir, una manera de organizar la sociedad y la existencia que ha ido valorando progresivamente la estandarización de los estilos de vida a costa de la calidad de vida misma. De esta forma disponemos de una mayor mecanización pero de menos humanidad; más producción pero menos tiempo para nosotros mismos; más globalización pero menos individualidad; más tecnología pero menos naturaleza. Una evolución que ha dado lugar a una forma de vida que es aparentemente más moderna y más acorde con los tiempos y más «rica» en comodidades, pero que nos va alejando cada vez más de nuestro auténtico ser.

Las evidencias de esta tendencia están a la vista de todo el mundo: si este progreso hubiera conducido al mundo a una auténtica madurez y crecimiento, o si se prefiere, a una evolución, no tendríamos que enfrentarnos cada día con el malestar, el desasosiego, la insatisfacción, la dificultad de vivir y de conservar la salud que todos; quien más quien menos, manifestamos somáticamente los problemas físicos y psicológicos que nos afligen.

El lado negativo del progreso ha contaminado todos los aspectos de la vida, y la alimentación es uno de ellos. Es un hecho que muchos de nuestros problemas de salud proceden de nuestra alimentación, y dado que tenemos que comer cada día, esto provoca que regularmente vayamos «alimentando» estos problemas.

Aunque pueda parecer extraño, la industria alimentaria es una de las mayores fuentes de contaminación del mundo: del medio ambiente, de nuestro cuerpo... y de nuestra mente.

La sociedad de hoy en día pone a nuestra disposición comidas «más prácticas», preparadas, bien presentadas, gustosas y apetitosas; y siempre a nuestra disposición, incluso fuera de temporada. Sin embargo, junto con la comodidad y la practicidad, ha ido disminuyendo en paralelo la calidad; aceptamos de esta forma alimentos ricos en calorías, sabores y aditivos, pero por el contrario, faltos de valor nutritivo. Lo que solemos poner sobre nuestras mesas cada día contiene, en el mejor de los casos, un 10 por 100 de los microelementos esenciales que deberían poseer en origen si se hubiera respetado una serie de requisitos: por ejemplo, el cultivo biológico, la ausencia de refinado, la recogida en el momento real de maduración, la conservación idónea, el consumo casi inmediato, la cocción adecuada.

Esta situación, que se encuentra entre las primeras causas del resurgimiento de enfermedades, es también y sobre todo causa de la grave carencia de magnesio que desgraciadamente todos sufrimos crónicamente.

Primera parte

Un elemento esencial para la salud

La importancia del magnesio

El magnesio es un elemento vital y esencial para el buen funcionamiento de nuestro organismo. Su importancia es comparable a la del calcio y el potasio. Es fundamental para el metabolismo de grasas, proteínas y azúcares; para la coagulación de la sangre y para el buen funcionamiento del sistema cardiocirculatorio.

Está presente en el cuerpo humano en una medida de cerca del 0,05 por 100 del peso total (una media de 25 gr), del cual el 70 por 100 se concentra en los tejidos óseos, el 29 por 100 en los tejidos musculares y nerviosos, en los riñones y el hígado, y el 1 por 100 restante en el plasma.

El magnesio es indispensable para el bienestar del organismo. Resulta esencial para el correcto funcionamiento de más de trescientas reacciones enzimáticas. Vista su implicación en múltiples reacciones orgánicas, su falta puede provocar muchos problemas, entre los que destacan la confusión mental, el insomnio, el síndrome de fatiga crónica, la ansiedad, la irritabilidad, disfunciones intestinales, debilidad muscular y problemas en el aparato cardiovascular.

Juega un papel fundamental en diferentes procesos metabólicos, como el de la producción de energía mediante la trasformación de la glucosa, la producción de proteínas o la multiplicación celular. También resulta de gran importancia para el sistema nervioso, puesto que ejerce un efecto sedativo sobre las células neuronales y contribuye a conservar la carga eléctrica celular. Cuando se produce una falta de este mineral, las células nerviosas no consiguen trasmitir correctamente los impulsos, lo que provoca una especie de hiperexcitación celular.

En situaciones de estrés, el organismo emplea dosis masivas de magnesio para intentar restablecer la calma y la tranquilidad. En consecuencia, se entra en un círculo vicioso en el que cada vez se necesita más magnesio. Con frecuencia, después de un período estresante se advierten los primeros síntomas de la falta de este mineral también en el plano muscular, que provocan inicialmente pequeños dolores, casi imperceptibles, hasta que éstos llegan a trasformarse en auténticos calambres.

Hay períodos de la vida en los que se produce una carencia fisiológica de magnesio, especialmente en la vejez y, en las mujeres, durante el ciclo menstrual.

El magnesio favorece eficazmente la prevención de muchas enfermedades cardiovasculares y de los cálculos renales. Investigaciones recientes han demostrado que el nivel de magnesio en sujetos fallecidos a causa de un fallo cardíaco o de un infarto era muy inferior al mínimo recomendado. Unos niveles muy bajos de magnesio pueden provocar espasmos coronarios, lo que reduce drásticamente el flujo sanguíneo en el músculo cardíaco, al que el magnesio permite regular sus contracciones.

Además, un aporte equilibrado de magnesio garantiza la solubilidad del calcio en la orina, importante para prevenir los cálculos renales. Para recibir un aporte diario adecuado, un adulto debe ingerir entre 400 mg y 500 mg de magnesio al día.

El profesor Delbet

El descubrimiento de las extraordinarias propiedades del cloruro de magnesio se debe al científico francés Pierre Delbet.

Internista, responsable hospitalario y docente universitario, comprobó en 1889 que cuantos más antisépticos se aplicaban para la limpieza de las heridas, menor era la capacidad del cuerpo para activar los mecanismos naturales de autodefensa; se debía a que, además de eliminar las bacterias nocivas, los antisépticos también diezmaban las células sanas. El resultado era que cuanto más se empleaban los antibacterianos, mayor era la probabilidad de infección. Verificó que estos últimos destruían los glóbulos blancos y modificaban las albúminas, lo que hacía de la herida un «terreno fértil» para las bacterias. A la luz de estas comprobaciones, el profesor Delbet concluyó: «En lugar de debilitar el sistema inmunitario, ¿no sería mejor reforzarlo, consiguiendo al mismo tiempo una curación natural?».

En 1914, con el estallido de la guerra, fue enviado al oeste de Francia en calidad de médico de campaña. Allí volvió a comprobar que había algo que no funcionaba en los sistemas de tratamiento empleados porque veía cómo los soldados empeoraban, a pesar de las atenciones médicas recibidas. A propósito de esto afirmó: «¡Los antisépticos se aplicaban en todas partes y los resultados eran deplorables!».

Cada vez más empeñado en buscar una solución al problema, se dedicó completamente al estudio de la fagocitosis: la capacidad natural de las células de eliminar elementos considerados nocivos para el organismo. Estudió y experimentó con diferentes sustancias «no antisépticas» (que no atacan directamente las bacterias). Una de las primeras que descubrió fue el cloruro de sodio, que aumentaba considerablemente el proceso natural de fagocitosis. Era un gran resultado para Delbet porque ninguna otra sustancia estudiada por la medicina moderna hasta ese momento había conseguido unos resultados parecidos. Sin embargo, muy pronto comprobó que el «suero hipertónico» (al 14 por 1.000) tenía el efecto colateral de destruir los glóbulos blancos.

Aún no satisfecho, prosiguió con sus investigaciones, utilizando el cloruro de manganeso y más tarde el estroncio, el calcio..., hasta llegar al cloruro de magnesio, con el que comprobó que aumentaba la fagocitosis, tanto en cantidad como en potencia, más de un 75 por 100 en relación con el cloruro de sodio, y sin los efectos colaterales de este último. Después de numerosos experimentos, estableció que la solución ideal era al 12,1 por 1.000, ya que paradójicamente, si aumentaba la concentración disminuía el efecto beneficioso.

Los resultados obtenidos por Delbet eran realmente importantes: por fin era posible curar una herida o una infección sin emplear bactericidas, simplemente estimulado las defensas naturales del organismo.

Tras este descubrimiento prosiguió sus investigaciones para estudiar otros ámbitos en los que se pudiera aplicar este remedio. Empezó analizando si los efectos beneficiosos del cloruro de magnesio también se producían en el interior del organismo y no sólo en el exterior. Los resultados fueron también asombrosos: la citofilaxis («la exaltación de la vitalidad de las células» como decía él) aumentaba del 129 por 100 al 333 por 100. Además, la solución no resultaba tóxica ni por vía oral ni por vía intravenosa o peritoneal (es decir, a través de la membrana que reviste las vísceras en el interior del estómago).

Tras años y años de estudio y experimentación no detectó ningún efecto tóxico incluso con dosis elevadas, bien al contrario, descubrió que el consumo por vía oral de esta sustancia proporcionaba una sensación de euforia, energía y una mayor resistencia física. La flora bacteriana intestinal resultaba reforzada, eliminando al mismo tiempo las bacterias patógenas presentes en el intestino.

Comprobó también en sí mismo los efectos del cloruro de magnesio, notando que las lesiones precancerígenas que padecía desaparecían completamente, a pesar de que los años anteriores había sido sometido a tres operaciones sin ningún resultado. En este ámbito el profesor Delbet constató que mientras el cloruro de magnesio parece detener, y en algunos casos hace retroceder, la evolución de los tumores, el carbonato de magnesio provoca el efecto contrario: la acelera.

Según él, este resultado era debido al «cloruro» y no al «ión» magnesio. Ambos elementos en colaboración producían un efecto sorprendente, que según las investigaciones, resultaba efectivo también en enfermedades infecciosas para las que la única cura entonces era la vacuna. Junto al profesor A. Neveu realizó otras investigaciones relacionadas con estas patologías, y obtuvieron buenos resultados también en casos de poliomielitis, que, tratados a tiempo, consiguieron curar.

El padre Beno J. Schorr

Era profesor de física, química y biología en el Colegio de Santa Caterina en São Paulo, en Brasil.

A la edad de sesenta y un años empezó a sufrir unas dolorosísimas punzadas en la columna vertebral a causa del llamado «pico de loro», una protuberancia ósea de naturaleza patológica crónica e incurable para los médicos. El profesor se veía abocado a contentarse con el uso de fármacos para paliar temporalmente el dolor. Además, con los años el problema fue empeorando, hasta el punto de que se veía obligado a permanecer casi todo el día sentado. Incluso dormir se había convertido en un tormento.

Al cabo de un tiempo, se dirigió a Puerto Alegre para asistir a un congreso en el que participaban otros científicos jesuitas; allí se reunió con el padre Suárez, que le mostró un pequeño libro sobre el cloruro de magnesio, que a su vez había descubierto un jesuita español, el padre Puig. El padre Suárez le contó que su madre también sufría el mismo problema, hasta el punto de no poder caminar, que sólo

gracias al consumo constante de cloruro de <u>magne-</u>
<u>sio</u> había logrado volver a andar y que se encontra-
ba francamente mejor.

Tras aquel encuentro decisivo, el padre Beno
empezó a tomar una dosis cada mañana.

Al cabo de tan sólo veinte días, y por primera
vez en años, consiguió <u>dormir bien,</u> y se despertó sin
sufrir los enormes dolores a los que estaba acostum-
brado. Finalmente, al cabo de cuarenta días ya no
padecía ningún dolor, tan sólo una ligerísima sensa-
ción de pesadez, y en los meses siguientes llegó a
afirmar: «<u>Me siento ágil y me doblo</u> como una ser-
piente... <u>Los latidos del corazón,</u> que antes no lle-
gaban a las cuarenta pulsaciones, han vuelto a ser
normales. Mi sistema <u>nervioso está recuperado</u> y
me encuentro mucho más lúcido. La sangre, descal-
cificada, es fluida. Las punzadas en el hígado, antes
frecuentes y agudas, han desaparecido. Muchos me
preguntan qué me está pasando, porque, a juzgar
por mi aspecto, <u>parezco rejuvenecido</u>. De hecho, he
recuperado la alegría de vivir».

La alimentación en nuestros días

La CDR o cantidad de <u>magnesio</u> recomendable es de
420 mg al día para un adulto. Se trata, sin embargo, de un
valor mínimo, suficiente sólo para garantizar la mera supervivencia del organismo.

En el pasado, no demasiado remoto, se empleaban alimentos integrales y sales no refinadas. Esta dieta, ligada a

un consumo medio de pan de apenas 500 g, garantizaba un aporte de al menos 900 mg de magnesio per cápita al día. El «moderno» pan refinado contiene más o menos 35 mg de magnesio (en 100 g de producto), frente a los 100 mg del pan de nuestros abuelos... ¡y pensar que su dieta era considerada «pobre»!

Como es natural, si el contenido de nutrientes útiles ha ido desapareciendo casi por completo de los alimentos, en consecuencia se produce una menor ingestión de éstos. Y por lo tanto, al tiempo que han ido desapareciendo han aumentado los desequilibrios y problemas.

En 1932, el investigador Schrunipf-Pierron realizó una encuesta entre campesinos egipcios y descubrió que en su dieta llegaban a ingerir casi 2 g de magnesio al día. A continuación determinó que no era una casualidad que la incidencia de varios tipos de cáncer fuera diez veces inferior respecto a la hallada en los países europeos, y hasta cincuenta veces inferior en el caso del cáncer de estómago. Además, el estado general de salud de la población era en gran medida mejor: eran raros los casos de resfriados, pulmonías u otras dolencias. En edades avanzadas, los campesinos disfrutaban de una salud óptima, sin tener que padecer los achaques que afectan a las poblaciones occidentales. Las mujeres, además, eran capaces de dar el pecho a sus hijos sin problemas hasta los dos primeros años de vida.

Todo esto nos debería hacer reflexionar sobre el modelo de vida que llevamos y sobre el tipo de alimentación que seguimos. Los «pobres» de entonces estaban más sanos que los «ricos» de hoy, porque comer más no significa estar mejor; sin duda es preferible comer un poco me-

nos, pero de manera más sana que ingerir grandes cantidades de alimentos carentes de nutrientes vitales, pero
cargados de calorías.

Un aditivo alimentario

En algunos casos, el <u>magnesio</u> puede ser utilizado como
aditivo alimentario. En las etiquetas se identifica con el
código E 511.

Contenido de magnesio en diferentes alimentos (Atención: una cocción prolongada reduce la cantidad original en un 75 por 100)	
Alimento	Magnesio (100g/mg)
Cacahuetes	183
Banana	29
Brécol	30
Cereales de maíz	6
Chocolate con leche	50
Chocolate amargo	91
Coco fresco	46
Mejillones	44
Alubias cocidas	40
Granada	63
Leche	10

Alimento	Magnesio (100g/mg)
Almendras	300
Manzana	4
Miel	3
Mijo descascarillado	160
Nueces de Brasil	225
Nueces	158
Pan blanco	20
Pan integral	85
Parmesano	43
Patatas al horno	25
Pistachos	158
Jamón curado	26
Arroz blanco	6
Arroz integral	110
Salchichón	34
Sepia	32
Sésamo (semillas)	200
Espinacas	80
Pavo al horno	28
Salmonete	33
Huevo (yema)	14
Yogurt (entero, descremado)	17
Semillas de calabaza (tostadas)	532

Contenido de magnesio en algunas de las aguas minerales más vendidas

Agua	Magnesio (mg/litro)
Aguas de manzanera	145,9
Font del Pi	70,5
Aguavida	63,2
Evian	26,1
Solán de Cabras	26
Insalus	16,8
Solares	16,4
Font Vella Salcam	10,2
Lanjarón	9,38
Font Vella	7,8
Malavella	7,5
Vichy Catalán	7,3
Alzola	5,86
Mondariz	5,7
Fontdor	3,9
Aquabona	2,69
Font del Regàs	2,6

Los diferentes tipos de magnesio

El magnesio no se encuentra nunca como un elemento aislado en la naturaleza, sino que está siempre en asociación con el oxígeno, el carbono, el cloro, el azufre, el silicio y otros minerales.

El magnesio (Mg) es un metal ligero de color blanco plata. Es un elemento que se encuentra en abundancia en la superficie terrestre, a la que aporta cerca de un 1,93 por 100 del total. Posee diferentes utilidades tanto en la industria como en la agricultura.

Lo que nosotros conocemos comúnmente y que se emplea para producir suplementos dietéticos es en realidad una sal orgánica derivada. Entre las más comunes encontramos el carbonato de magnésico ($MgCO_3$) o magnesio pidolato, así como la sal amarga, (también llamada «sal inglesa» o de Epsom), es decir, el sulfato de magnesio ($MgSO_4$). El óxido de magnesio se utiliza contra la acidez gástrica, mientras que el carbonato tiene una función alcalinizante.

Existen otros compuestos formados por sales orgánicas y minerales, como por ejemplo los citratos, los aspartatos y los orotatos, que se caracterizan por una elevada biodisponibilidad: es decir, que el magnesio desempeña mejor su función y penetra perfectamente en el interior de la célula.

Hay una gran diferencia entre el cloruro de magnesio ($MgCl_2$), del que hablaremos en este libro, y el magnesio que ingerimos como suplementos dietéticos. De hecho, el cloruro de magnesio es una sal compuesta de más elementos: el magnesio *(iones magnesio)* y el cloruro *(iones cloruro)*. Se extrae fundamentalmente del agua de mar, de la que procede su característico gusto amargo y en la que encontramos una alta concentración. Es una sal incolora, fácilmente soluble y muy sensible a la humedad.

El cloro, bajo forma de cloruro, es el anión presente en mayor cantidad en el plasma, en la sangre y en los espacios intercelulares. Es de vital importancia para el equilibrio eléctrico entre el interior y el exterior de la membrana celular y como componente esencial de los jugos gástricos.

El cloruro de magnesio

Como hemos señalado, el cloruro de magnesio se encuentra de forma natural en el agua de mar, que tiene una concentración media de 7,5 g/l. Por esta razón consumir *sal marina integral* en lugar de la sal de cocina (cloruro de sodio) garantiza un aporte de este mineral indispensable y de otras sustancias y microelementos muy útiles para el organismo.

De hecho, en la sal natural el cloruro de magnesio está presente en forma coloidal, es decir, en una forma altamente *biodisponible.* También se encuentra en los cereales integrales y en la harina integral molida con piedra. El pan integral cocido en un horno de leña debería de contener cerca de 2 g/kg.

El cloruro de magnesio no debe considerarse como un medicamento; sí en cambio como un complemento o alimento que carece casi totalmente de las contraindicaciones que generalmente acompañan a los productos químicos. Por lo tanto, resulta muy recomendable incorporar este elemento a nuestra dieta, especialmente porque, a causa del tipo de vida que llevamos hoy en día, no llegamos a ingerirlo en dosis adecuadas a través de los alimentos industriales, refinados y pobres en nutrientes vitales.

Dado que su efecto benéfico sobre el organismo desaparece inmediatamente cuando dejamos de emplearlo, para obtener sus beneficios y asegurarse una buena salud, especialmente a partir de los cuarenta años, sería recomendable consumirlo regularmente y de forma diaria.

Dónde se encuentra

Se puede adquirir en forma cristalizada en las farmacias sin receta médica. Debe conservarse en un lugar seco porque al tratarse de una sal tiene tendencia a absorber la humedad y reblandecerse, con lo que puede llegar a licuarse.

Preparación doméstica

Preparar una solución a base de cloruro de magnesio en casa es muy sencillo: se compra en la farmacia la sal cristalizada y se disuelve en un litro de agua mineral. Para su uso interno se emplean normalmente 25 g por litro de agua (al 25 por 1.000), aunque la receta original del padre Beno J. Schorr se prepara con 33,3 g por litro.

El producto resultante tiene un sabor muy amargo. Para hacerlo más agradable se puede añadir el zumo de un limón.

En caso de enfermedades crónicas, en general es necesario ingerir un vaso dos veces al día, preferentemente en ayunas o al menos media hora antes de la comida.

Es aconsejable conservar la solución en una botella de vidrio.

Preparar uno mismo el cloruro de magnesio

En Japón se denomina *nigari* (término que procede de *nigai*, «amargo») y se emplea para cuajar la leche de soja en la preparación del tofu.

El *nigari* está compuesto esencialmente de cloruro de magnesio (en torno al 97 por 100). Este porcentaje se debe a la preparación doméstica, que conserva cerca de un 3 por 100 de otras sustancias como el sulfato de magnesio (o sal de Epsom), el cloruro de calcio y potasio y otros oligoelementos esenciales.

Este producto casero es un compuesto todavía más completo que el cloruro de magnesio cristalizado que se compra en las farmacias, y se puede emplear con las mismas dosis y la misma modalidad.

Procedimiento de preparación

Tomar 2 kg de sal marina integral no lavada y humedecerla bien con agua mineral fría (mejor aún si se puede emplear agua de mar). Colocarlo en una bolsita de tela blanca (si no se dispone de una bolsa, se puede hacer anudando las puntas de un paño), cerrar la parte superior con un cordón y colgarla en un cuarto oscuro durante unas cuarenta y ocho horas. Colocar debajo un recipiente de vidrio para recoger las gotas que se desprendan de la tela. El líquido que quedará naturalmente y que se recogerá es el cloruro de magnesio o nigari.

Algunos usos típicos

Enfermedades en fase aguda

(Fiebre, dolor de garganta, infecciones, etc.)

Para adultos y niños mayores de cinco años:
– 125 ml (vaso mediano) entre una y cuatro veces al día.

Al principio se pueden tomar dosis más frecuentes (por ejemplo, dos horas de intervalo entre una y la siguiente) e ir dilatándolas más adelante (por ejemplo, cada seis o doce horas).

Para niños menores de cinco años:
– Seis meses: 20 ml.
– Entre uno y dos años: 60 ml.
– Tres años: 80 ml.
– Cuatro años: 100 ml.

Al final de la enfermedad
– 125 ml (adultos) cada seis/doce horas.
– 20 ml-100 ml (niños, en función de la edad) cada seis/ doce horas.

Efecto preventivo:

Tomar en períodos críticos:

– 125 ml por la mañana después de levantarse y por la noche antes de acostarse.

– 20 ml-100 ml por la mañana después de levantarse y por la noche antes de acostarse (niños).

Contra la micosis

Aplicar externa y localmente en la zona afectada una solución a base de cloruro de magnesio al 16 por 1.000, varias veces al día.

Tabla general

Uso externo:
(heridas, infecciones cutáneas, abscesos, etc.)

– cloruro de magnesio	16,5 g
– agua	1 litro

Uso interno:

– cloruro de magnesio	25 g
– agua	1 litro

Receta del padre Beno J. Schorr:

– cloruro de magnesio	33,3 g
– agua	1 litro

Jarabe para los niños:

– cloruro de magnesio	25 g
– jarabe simple	100 g

Empleo: una cucharada con un vaso de agua.

Otras formas de uso

Cloruro de magnesio inyectable

En general se puede encontrar en ampollas disponibles en las farmacias con receta médica, con un contenido de 5 g de magnesio y 20 ml de solución fisiológica.

Las ampollas inyectables se suelen recomendar en situaciones especialmente graves, como por ejemplo, en caso de infección de tétanos. Deben ser suministradas únicamente por personal médico preparado, por vía intravenosa (la intramuscular es muy dolorosa) e inyectarse muy poco a poco: para finalizar toda la aplicación se necesitan más de veinte minutos. En la actualidad en las farmacias se encuentran las ampollas fabricadas por los laboratorios franceses Lavoisier (www.lavoisier.com.).

Es posible preparar uno mismo la solución inyectable en casos de emergencia, en el caso de que no se puedan encontrar ampollas industriales. También en estas circunstancias es muy importante dirigirse a un médico experto que pueda aconsejar la solución apropiada en función del tipo de enfermedad, la edad de la persona, etcétera.

Fórmula

Cloruro de magnesio cristalizado	30 g
Plasma de Quinton	100 ml

Solución por vía parental «Myers' cocktail»

Es una solución creada por el especialista americano John Myers, médico de Baltimore, en Maryland.

A diferencia de la tradicional solución inyectable de cloruro de magnesio, este preparado está posteriormente enriquecido con elementos esenciales como vitaminas y minerales. Este tipo de compuesto ha sido desarrollado para el tratamiento de muchos problemas, entre los que se encuentran las alergias alimentarias, el síndrome de intestino irritable, la enfermedad de Crohn, la fibromialgia, infecciones, asma, insuficiencia cardíaca, enfermedades cardiovasculares, problemas respiratorios, espasmos musculares y otros más.

Parece que John Myers obtuvo resultados sorprendentes también con enfermedades muy graves, aunque muchos de sus escritos y conclusiones de sus investigaciones se hayan perdido.

Myers' cocktail	
Cloruro de magnesio cristalizado (disolución al 20 por 100)	2-5 ml
Complejo vitamínico B	1 ml
Vitamina C (222 mg/cc)	1-30 ml
Calcio glicerofosfato	2-5 ml
Hidroxicobalamina (Vit. B12) 1000 mg/cc	1 ml
Piridosina hidrocloridrato (Vit. B6) 100 mg/cc	1 ml
Dexpanthenol (Vit. B5) 250 mg/cc	1 ml

Cada vez más empresas comercializan comprimidos a base de cloruro de magnesio (normalmente en formato de un gramo cada una), que se pueden adquirir en las herboristerías y farmacias especializadas. Sin embargo, en nuestra opinión, a pesar de que son más prácticas, en algunos casos no producen los mismos efectos que la sal cristalizada diluida en agua.

¿Tiene contraindicaciones?

Los profesores Delbet y Neveu a lo largo de sus experimentos no encontraron reacciones graves o intolerancias. A este respecto el doctor Neveu afirmó: «El temor a provocar una nefritis no debe impedir el uso del cloruro de magnesio. No he encontrado ningún caso de este tipo entre los numerosos pacientes a los que he aconsejado seguir la terapia magnésica».

Tampoco en los años posteriores ni en las investigaciones realizadas por terapeutas «modernos» se han registrado efectos colaterales significativos o casos de hipertensión, como se suele creer, a partir del momento en el que esta sustancia se identifica como una «sal».

Sin embargo, en caso de nefritis, hemofilia, hipertensión o cualquier otra enfermedad, aconsejamos dirigirse siempre al médico de cabecera.

Embarazo y lactancia

Estudios recientes demuestran que la carencia de magnesio puede provocar problemas durante la gestación. La eclampsia, las náuseas y la toxemia son algunas de estas manifestaciones: en muchos casos, de hecho, se ha detectado una carencia de este mineral. Esto parece que se debe al hecho de que la gestante debe garantizar dosis adecuadas de esta sustancia también al feto y la desequilibrada alimentación moderna no es suficiente para cubrir las necesidades de dos individuos al mismo tiempo.

Si esta carencia llega a trasmitirse al feto, parece que puede surgir un cuadro de diferentes problemas en el recién nacido, como una predisposición a las convulsiones, a trastornos del intestino e incluso a la SMSL (síndrome de la muerte súbita del lactante), también llamada «muerte de cuna».

Sobre este tema se han desarrollado varios estudios, entre ellos el del doctor J. L. Caddell, *The apparent impact of gestational magnesium (Mg) deficiency on the suden infant death syndrome (SIDS).* En este y en otros textos en los que el científico expone sus investigaciones en este campo, propone la hipótesis de que un déficit de magnesio en el lactante puede provocar un tipo de *shock* anafiláctico repentino que induce a la muerte de cuna. Además, demuestra que la presencia del magnesio en el recién nacido elimina o reduce drásticamente los problemas respiratorios.

En el año 2007 investigadores de la Stanford University Medical Center, en Estados Unidos, demostraron que el magnesio (sulfato) reduce el riesgo de parto prematuro y de convulsiones en las mujeres que manifiestan preeclampsia.

En cualquier caso, antes tomar cloruro de magnesio durante el embarazo es siempre oportuno dirigirse al médico de familia propio.

Efecto laxante

La ingestión de cloruro de magnesio provoca un efecto ligeramente laxante, a pesar de que por lo general no da lugar a los típicos dolores de vientre o calambres abdominales.

Si estos síntomas provocan molestias, basta con disminuir la dosis. Es conveniente señalar, sin embargo, que esta acción laxante es en todo caso beneficiosa para el organismo porque lo purifica de toxinas. En general estas molestias aparecen durante las primeras tomas. Cuanto más intoxicado se está, por decirlo de algún modo, más evidente resulta el efecto laxante. Esto, por lo general, va disminuyendo hasta desaparecer totalmente durante el tratamiento.

Una consideración importante sobre el empleo del cloruro de magnesio

Por desgracia, como ya hemos comentado, los alimentos que encontramos en las tiendas son pobres en casi la totalidad de sustancias nutritivas, y en consecuencia, también en magnesio.

Dado que muchos de nosotros nos vemos en la necesidad de complementar esta carencia mediante el uso de suplementos alimenticios, es aconsejable subrayar que, a pesar de que el uso del magnesio como suplemento es sin duda válido, sería mejor poder ingerir estos elementos esenciales a través de nuestra alimentación; de este modo podremos absorber mejor las sustancias necesarias y conseguir una mayor biodisponibilidad, lo que se traduce en efectos beneficiosos para el organismo y para la salud.

El primer paso en esta dirección podría ser, para aquellos que tengan esa posibilidad, dedicar un pequeño trozo de tierra para crear un huerto biológico. Allí podrán cultivar las hortalizas y verduras para ser consumidas frescas. Los que no tengan la alternativa de contar con un huerto pueden dirigirse a las tiendas que venden productos ecológicos y biológicos.

Segunda parte

Combinación con hierbas, alimentos y vitaminas

El cuerpo habla

En Occidente no existe la tradición de observar el cuerpo para conocer el estado de salud. En cambio, en Oriente disponen de diversas técnicas de diagnóstico que se basan en esto, muchas de las cuales forman parte de la Medicina Tradicional China (MTC). Empleadas a lo largo de siglos por médicos acupuntores, homeópatas y otros, en algunos casos son más precisas que las pruebas de laboratorio.

A continuación señalamos algunos tipos de diagnóstico que cada uno puede emplear. Debéis tener en cuenta, sin embargo, que en caso de dolencias o enfermedad es siempre necesario dirigirse al médico de cabecera y evitar el autodiagnóstico.

Diagnóstico de la lengua

El diagnóstico de la lengua se efectúa controlando diversos factores como la forma, el color, la superficie y los márgenes.

Diagnóstico de la lengua

- Problemas en la absorción de los alimentos (señales producidas por los dientes)

- Colon sensible (pátina blanquecina)

- Intoxicación del colon (pátina blanca)

- Trastornos crónicos en el colon (grietas en la lengua)

- Intoxicación del aparato gastrointestinal (pátina blanquecina junto a los bordes rojos)

- Bronquitis (presencia de espuma localizada)

- Pulmonía (se presenta de color beis amarronado)

- Pulmones delicados (depresiones en la lengua)

- Trastornos renales (pátina blanquecina)

- Dolor de espalda en la zona de las cervicales (línea curva en la punta)

- Dolor de espalda en la zona lumbar (línea curva en la base)

- Emociones contenidas (línea mediana muy marcada)

- Miedo o ansia permanente (hendiduras)

Si por ejemplo la lengua presenta un color próximo al amarillo se puede anticipar un exceso de bilis en la vesícula biliar; si en cambio el color es rosa pálido, tirando a blanco es síntoma de una falta de hierro en el organismo. Un color blanquecino en la base es señal de un problema en el intestino; si esta pátina está extendida por gran parte de la lengua, esto podría indicar que hay varios órganos afectados. Cuando nos encontramos frente a una lengua con un color tirando al azul, esto podría indicar trastornos cardíacos.

En el caso de tratarse de problemas de absorción de los alimentos, se detectarán las marcas dejadas por los dientes en los bordes de la punta de la lengua. También es necesario examinar la línea central de la lengua; si presenta deformaciones y no es recta es muy probable que existan malformaciones en la columna vertebral.

Las diferentes zonas de la lengua están asociadas a órganos concretos del cuerpo humano como sucede con la reflexología. Para determinar el origen del problema es necesario en consecuencia definir el área en el que se encuentran decoloraciones, cambios de color, depresiones u otras manifestaciones.

Diagnóstico de las uñas

La observación detallada de las uñas puede contribuir a la comprensión del estado de salud de una persona. Observando con atención el aspecto de las uñas, como por ejemplo su color, su brillo o la presencia de manchas, se pueden apuntar potenciales trastornos y conocer el estado general del organismo.

De acuerdo con este tipo de diagnóstico, la presencia de estrías en las uñas es indicador de diversos trastornos. Si las estrías aparecen trasversales en relación con la uña podemos estar frente a un problema crónico, mientras que una disposición longitudinal es un síntoma de una escasa o deficiente absorción de los alimentos.

Las manchas blancas que aparecen en ocasiones en la superficie son una señal de una falta de calcio y de zinc.

Un color pálido de las uñas podría ser una señal de alerta ante una leve anemia. Unos circulitos blancos, en cambio, podrían apuntar a la presencia de ácido úrico o toxinas en el organismo. El predominio del color azul indica trastornos en el aparato cardiovascular, mientras que una tendencia marcada hacia el amarillo sugiere la presencia de problemas hepáticos o biliares.

La pequeña luna que aparece en la base de la uña debe ser clara; si es marcadamente roja podría indicar insuficiencia cardíaca.

Una forma especial llamada «en pico de loro» sugiere trastornos en el aparato respiratorio y tos crónica. Esta característica se presenta con más frecuencia en los fumadores empedernidos. Cuando os dediquéis a realizar el análisis de la uñas para haceros una idea del estado de salud, antes de sacar vuestras conclusiones, comparad los datos obtenidos con los que sacaréis también del diagnóstico de la lengua para tener una mayor certeza.

Diagnóstico de las uñas

- Tos crónica o trastornos en el aparato respiratorio (uñas en «pico de loro»)

- Desnutrición (la superficie presenta pequeños escalones)

- Problemas con la absorción de los alimentos (estrías longitudinales visibles y evidentes al tacto)

- Malnutrición, pero también fiebre o enfermedades crónicas (estrías trasversales visibles)

- Falta de minerales calcio y/o zinc (manchas blancas difusas)

También se puede ampliar el análisis de las uñas valorando los datos que nos proporcionan los dedos, como una unidad. De hecho, cada dedo tiene su organismo correspondiente. Por ejemplo, el anular corresponde a los riñones; si hay manchas blancas en la uña de este dedo significa que podría haber calcio en los riñones y detecta la posible presencia de cálculos.

Combinación con hierbas, alimentos y vitaminas

El cloruro de magnesio, aunque no es una panacea, puede ser útil en diferentes situaciones.

Para potenciar su efecto puede ser conveniente, según los casos, ingerirlo junto con vitaminas, hierbas o diferentes alimentos. Además, el cloruro de magnesio, al desintoxicar y limpiar el intestino, logra que las vitaminas y los principios activos introducidos en el organismo sean absorbidos mejor, lo que potencia su biodisponibilidad.

Aquí tenéis algunos ejemplos de la utilización del cloruro de magnesio en combinación con otros remedios naturales, para el tratamiento de los trastornos más frecuentes.

Gripe

Tisana
Ingredientes: tomillo, eucalipto, saúco a partes iguales.
Preparación: verter una cucharada de la mezcla en una taza de agua hirviendo. Tapar durante diez minutos, co-

lar y añadir una cucharada de miel; espolvorear con canela.

Consejos para el empleo: una taza tres veces al día.

La miel de eucalipto

La miel de eucalipto es especialmente rica en enzimas. Es una de las mejores mieles para tratar los resfriados y atajar el catarro, curar el asma y calmar la tos. Además, es un antiséptico de las vías respiratorias y urinarias. Depura a fondo el intestino.

Infusión

Ingredientes: equinácea, sauce, laurel, corteza de limón, clavo, jengibre.

Preparación: preparar la infusión con todos los ingredientes, menos la corteza de limón. Colar y añadir la corteza de limón entera y una cucharada de miel.

Consejos para el empleo: una taza tres veces al día.

Curiosidad

En América del Norte, los indios empleaban el rizoma de equinácea para curar muchísimos trastornos, entre los que se encontraba la mordedura de serpiente.

El tratamiento con cloruro de magnesio
- 125 ml cada dos horas cuando aparezcan los primeros síntomas.
- 125 ml cada seis horas al día siguiente.

Aromaterapia

En 50 ml de aceite vegetal verter dos gotas de aceite esencial de canela, cinco de limón, cinco de lavanda, tres de tomillo, tres de eucalipto y cinco de cajeput.

Mezclar bien y aplicar una pequeña cantidad en el pecho varias veces al día.

Resfriado

Tisana

Ingredientes: serpol, salvia, menta, tila a partes iguales.
Preparación: verter una cantidad de la mezcla obtenida en una taza de agua muy caliente. Dejar en infusión diez minutos bien tapada, pasar por un colador. Añadir una ralladura de jengibre y trocitos de piel de limón.
Consejos para el empleo: dos o tres veces al día.

El tratamiento con cloruro de magnesio

– Aplicar unas gotas de cloruro de magnesio diluido al 20 por 100 en la cavidad nasal y en la oreja (en este caso sólo una gota).
– 150 ml en solución a tomar tres veces al día.

Curiosidad
En 1928, el médico americano Richard Simmons descubrió que los virus de la gripe y del resfriado consiguen penetrar en el organismo a través del oído interno (en el laberinto). Diez años más tarde unos investigadores alemanes prosiguieron los estudios de Simmons y llegaron a resultados sorprendentes. Consiguieron contrarrestar el virus de la

gripe aplicando en el oído sólo una pequeña canti-
dad de agua oxigenada (peróxido de hidrógeno al 3
por 100). Sin embargo, lo importante es reaccionar
a partir de los primeros síntomas, advierten los ex-
pertos.

Aromaterapia

Mezclar cinco gotas de aceite esencial de menta piperita, cinco gotas de tomillo y cinco de cajeput con una cucharada de sal marina integral.

A continuación verter la mezcla en agua hirviendo y aspirar los vapores.

> **Curiosidad**
> *Los indígenas de Nueva Caledonia solían desinfec-*
> *tar el agua con un pariente del cajeput, el niaouly,*
> *también conocido como gomenolo (de ahí el aceite*
> *gomenolado).*

Insomnio

Tisana

Ingredientes: pasiflora, meliloto, melisa.
Preparación: poner una cantidad de tisana en una taza de agua caliente. Tapar bien y dejar en infusión diez minutos. Añadir piel de naranja cortada en daditos y una cucharada de miel de lavanda.
Consejos para el empleo: una taza media hora antes de acostarse.

Infusión

Ingredientes: raíz de valeriana, melisa.

Preparación: hervir la raíz de valeriana en agua caliente durante cinco o seis minutos. Apagar el fuego, añadir un puñado de hojas de melisa y dejar en infusión durante quince minutos. Colar y añadir una cucharada de miel de flor de naranjo por taza.

Consejos para el empleo: una taza media hora antes de acostarse.

> ### Curiosidad
> *El olor de la melisa atrae de una forma inexplicable a los gatos, que adoran restregarse con sus flores.*

El tratamiento con cloruro de magnesio

– 60 ml dos veces al día, por la mañana en ayunas y por la noche lo más tarde posible. El cloruro de magnesio provoca una acción euforizante y calmante al mismo tiempo.

Aromaterapia

Verter tres gotas de aceite esencial de mandarino, tres gotas de aceite esencial de neroli y tres gotas de aceite esencial de manzanilla en un pañuelo que se colocará al lado de la almohada, justo antes de acostarse.

Fiebre

Tisana

Ingredientes: laurel, grosellero negro.

Preparación: calentar 250 ml de agua y añadir un puñado de hojas de laurel y de grosellero. Dejar en infusión diez minutos, colar y añadir piel de limón cortada en cuadritos y una cucharada de miel de eucalipto.

Consejos para el empleo: tres veces al día, hasta notar mejoría.

> ### Curiosidad
> *El laurel (Laurus nobilis) era considerado un símbolo de gloria: no por casualidad todavía hay gente que lo utiliza para desear buena suerte en el día de la graduación. El término laurear significa «coronar con laurel».*

El tratamiento con cloruro de magnesio
– 125 ml cada dos horas con los primeros síntomas.
– 125 ml cada cuatro o cinco horas cuando la fiebre haya bajado ligeramente.

Aromaterapia
Verter en una palangana con agua fría una cucharada de sal marina integral mezclada con cinco gotas de aceite esencial de limón, cinco de lavanda, tres de laurel y dos de tomillo.

Hacer friegas mojando un paño de lino en el agua y colocarlo sobre zonas vascularizadas como la cabeza, axilas o ingles.

Celulitis

Tisana
Ingredientes: abedul, vid roja, ulmaria.

Preparación: verter un puñado de hojas y flores en una taza de agua caliente, añadiendo una pizca de bicarbonato de sodio (para facilitar la disolución del *ácido betulorético* contenido en el abedul). Mantener en infusión durante diez o quince minutos, pasar por un colador. Añadir piel de naranja o limón y una cucharada de miel de castaño.

Curiosidad
Se cuenta que con la corteza del abedul se hacían las llamadas «vergas» utilizadas tradicionalmente por los lítores, guardias de los magistrados romanos.

Infusión
Ingredientes: tallos de cerezo, semillas de hinojo, frutos del castaño de indias, raíces de diente de león.
Preparación: verter los ingredientes en agua fría y dejar hervir durante cinco minutos, apagar el fuego y dejar en infusión durante veinte minutos.
Colar y añadir una cucharada de miel de castaño.

El tratamiento con cloruro de magnesio
– 125 ml por la mañana en ayunas con el zumo de un limón pequeño entero.

Aromaterapia
Preparar una mezcla con 50 ml de aceite de caléndula, diez gotas de aceite esencial de ciprés, diez de naranja y cinco de limón. Mezclar todo bien y realizar un leve masaje en las extremidades inferiores y en las zonas afectadas (de abajo arriba, en la dirección de la circulación de la sangre venosa) dos veces al día.

Tisana

Ingredientes: hojas de grosellero negro, olmo común.

Preparación: verter un puñado de hojas en una taza con agua hirviendo, colar y añadir una cucharada de miel de acacia.

> ### Curiosidad
> *En algunas zonas el olmo es símbolo de desgracias y mala suerte, debido a que con esta planta se fabricaban varas y fustas.*

Infusión

Ingredientes: raíces de diente de león, raíces de bardana, regaliz.

Preparación: poner los ingredientes en un litro de agua fría, llevarlo a ebullición durante cinco minutos. Apagar el fuego y dejar tapado en infusión durante una media hora.

Consejos para el empleo: beber a sorbos durante el día.

El tratamiento con cloruro de magnesio

Por vía interna: 125 ml de cloruro de magnesio por la mañana en ayunas con una gotas del derivado germinal del olmo común si la piel es húmeda, de cedro de Líbano si la piel es muy seca o de nuez si existen bacterias.

Los derivados germinales deberían ingerirse en una solución 1DH.

Por vía externa: compresas empapadas con cloruro de magnesio e infusión de centella asiática.

Aromaterapia
Preparar una mezcla a base de aceite de caléndula, aceite esencial de manzanilla, lavanda y perpetua. Aplicar sobre el cutis afectado varias veces al día.

Artritis–artrosis

Tisana
Ingredientes: tomillo, saúco, ulmaria, escaramujo.
Preparación: verter un puñado en una taza de agua caliente. Mantener en infusión diez minutos, bien tapado, y colar.

Curiosidad
La ulmaria es la predecesora de la aspirina. El ácido salicílico fue descubierto en 1839 precisamente en las flores de la Spiraea ulmaria. En 1859 se consiguió sintetizarlo artificialmente en el laboratorio del químico alemán Hoffmann, que lo modificó provocando la acidificación; de esta forma obtuvo una nueva sustancia: el ácido acetilsalicílico, también llamado Aspirin (nombre originalmente alemán). El nombre deriva de a-, por acetil, de spir-, por spirea y de -in, un sufijo aplicado tradicionalmente en medicina. Bayer fue el laboratorio que produjo y comercializó por primera vez este fármaco.

En el caso que se pueda elegir, sería mejor esco-
ger el remedio original, es decir, el de la planta, que,
al no haber visto eliminados la totalidad de sus com-
ponentes, actúa de forma global protegiendo el estó-
mago de los trastornos gástricos provocados por el
ácido salicílico, cosa que no hace la aspirina sintética.

Pomada para aplicar en las zonas doloridas

Machacar una buena cantidad de drupas de laurel y cu-
brirlas con agua. Llevar a ebullición y seguir la cocción
durante una media hora. Dejar enfriar bien durante un
par de horas, y recoger con un cuentagotas la «película»
que se ha formado en la superficie del agua; al tratarse de
grasas, flotan. Presentarán un buen color verduzco y des-
prenderán un fuerte aroma de laurel. Pesar el producto
obtenido y mezclarlo con una cantidad igual de manteca
de cerdo u otra sustancia grasa. Añadir algunas gotas de
aceite esencial de cajeput, limón y enebro, o si no de tintura madre de brionia.

Aplicar sobre la zona afectada varias veces al día.

El tratamiento con cloruro de magnesio

– 125 ml por la mañana en ayunas y por la noche antes
   de acostarse, con el zumo de un limón entero.

Aromaterapia

Mezclar aceite esencial de orégano (6 ml) de enebro
(6 ml), de ciprés (3 ml) y de trementina (12 ml) en 180 ml
de tintura de jengibre y 500 ml de alcoholato de romero
(fórmula de Valnet).

Masajear la parte dolorida con el compuesto varias veces al día, incluso cuando los síntomas hayan desaparecido.

Curiosidad
En La Saga de la Colonización de Harry Turtledo-
ve aparecen extraterrestres a los que el jengibre
provoca el efecto de una droga, creándoles depen-
dencia y un deseo desenfrenado de sexo.

Se dice que la saga está inspirada en las presun-
tas propiedades afrodisíacas del jengibre.

Colitis

Tisana
Ingredientes: tila, aquilea, arándano.
Preparación: verter una cucharada en una taza de agua
caliente. Dejar en infusión diez minutos, después colar.
Añadir una cucharada de miel de madroño.

Tratamiento con cloruro de magnesio
– 125 ml por la mañana en ayunas y por la noche antes
 de la cena, añadiendo algunas gotas de derivado germinal de arándanos.

Aromaterapia
Friegas calientes con el aceite esencial de manzanilla, lavanda, mejorana y menta piperita. Sumergir un paño de
lino en agua caliente con los aceites esenciales y colocar
sobre el abdomen.

Heridas

Tisana
Ingredientes: flores de equinácea e hipérico.
Preparación: dejar en infusión durante diez minutos en
agua caliente, y después colar.

Consejos para el empleo: sumergir una gasa estéril en la tisana (fría) y aplicar en la zona afectada.

> *Curiosidad*
> *El hipérico contiene una sustancia llamada hiperici-na que da un color rojo rubí al aceite cuando se mezcla con la planta. Por eso también se lo suele conocer como la hierba de San Juan, en recuerdo de la sangre vertida por el santo bíblico al que Hero-des mandó decapitar.*

Ungüento

Llenar un vaso de cristal oscuro con flores de hipérico recién cortadas y cubrirlo con aceite de oliva o de lino. Cerrar bien y dejar macerar al sol durante unos quince días. Al cabo de ese período el aceite presentará un bonito color rojo rubí. Colar con un paño de lino y mantener fuera de la luz. Aplicar en la herida cuando sea necesario.

El aceite de hipérico se puede adquirir ya preparado en las herboristerías.

El tratamiento con cloruro de magnesio

Aplicar en la herida o en la zona afectada una solución al 16 por 100 varias veces al día.

Aromaterapia

Preparar una mezcla a base de aceite de caléndula y aceite esencial de árbol de té, manzanilla y lavanda.

Encías inflamadas

Tisana
Ingredientes: alpiste pajarero, salvia.
Preparación: verter una cucharada rasa en una taza de agua caliente. Dejar en infusión durante diez minutos, colar y añadir el zumo de un limón.
Consejos para el empleo: enjuagues orales varias veces al día.

> **Curiosidad**
> *En el Vuelo de los siete ibis (libro alquímico) el alpiste pajarero se enumera entre las plantas mágicas.*

El tratamiento con cloruro de magnesio
Hacer enjuagues orales varias veces al día con el añadido de tintura de mirra.

El mismo preparado se puede emplear para realizar aplicaciones locales.

Aromaterapia
Preparar una mezcla a base de aceite de caléndula, aceite esencial de mirra, incienso y árbol de té.

Realizar aplicaciones locales con la mezcla.

Herpes simple

Tisana
Ingredientes: salvia, ortiga, grosellero negro.

Preparación: verter un puñado en una taza con agua hirviendo. Dejar en infusión durante quince o veinte minutos, después colar.

Consejos para el empleo: aplicar en la zona afectada varias veces al día.

> ### Curiosidad
> *La acción del grosellero negro, en especial en forma de derivado germinal, es muy parecida a la de la hidrocortisona; su acción se desarrolla a nivel de la corteza suprarrenal estimulando la secreción natural de hormonas antiinflamatorias, y aumentado la producción de corticosteroides.*

Infusión

Ingrediente: hojas de nogal.

Preparación: poner a macerar en agua durante una noche las hojas de nogal. Al día siguiente llevar a ebullición y proseguir la cocción entre tres y cinco minutos. Dejar en infusión durante media hora después de apagar el fuego y colar.

El tratamiento con cloruro de magnesio

Aplicaciones locales con cloruro de magnesio mezclado con unas gotas de tintura madre de énula campana.

Aromaterapia

Mezclar en aceite de hipérico aceite esencial de lavanda, árbol del té y bergamota para hacer aplicaciones locales.

Tercera parte

Remedios y recetas a base de cloruro de magnesio

Trastornos del aparato respiratorio

Alergias

Una alergia es una reacción exagerada a una sustancia que normalmente se considera inocua. Esta reacción está causada por los anticuerpos IgE. Las sustancias antigénicas que desencadenan la hipersensibilidad se denominan alérgenos y los más comunes son generalmente el polvo, el polen, los ácaros, la piel de animales y algunos alimentos.

Se piensa que las alergias pueden ser un fenómeno de tipo hereditario, a pesar de que parece que no se hereda el «tipo» de alergia; por ejemplo, la madre puede ser alérgica al polvo y el hijo al polen.

Existe una teoría bastante reciente, llamada «Higiene Hypothesis», que responsabiliza de las alergias a un exceso de higiene. Algunos estudios parecen demostrar de hecho que el riesgo de alergia se reduce drásticamente entre la gente que vive en ambientes rurales.

Los síntomas de una alergia son estornudos y mucosidad nasal, especialmente en casos de rinitis alérgica; picor y enrojecimiento de los ojos (en caso de conjuntivitis o rinitis alérgica); irritación de las vías respiratorias; asma y broncoespasmos; eccemas, urticaria y dermatitis. En algunos casos se pueden presentar también trastornos gástricos y vómitos.

Existen alergias estacionales y crónicas. Las primeras se producen sólo en determinadas estaciones, posiblemente provocadas por el polen o el moho. Una persona alérgica al polen no lo es al de todas las plantas, y por lo tanto podrá desarrollarla tanto en los meses otoñales como en primavera (por ejemplo, en el caso de la alergia al polen de *Ambrosia artemisiifolia).*

Por el contrario, las alergias crónicas surgen en cualquier momento del año cuando se entra en contacto con el alérgeno (por ejemplo el polvo).

Es posible curarse de una alergia con la edad, a medida que el sistema inmunitario prosigue su proceso de maduración. En casos extremos y con alergias críticas es importante estar muy atentos si se presentan dificultades respiratorias imprevistas y notorias: podría tratarse de los primeros síntomas de un *shock* anafiláctico. La palabra anafilaxis deriva del griego *ana-phylaxis*, que significa «hiperprotección», y es absolutamente la forma más grave de todas las reacciones de este tipo, por lo que debe ser tratada inmediatamente y con mucha urgencia.

Los síntomas que aparecen se deben ya sea a la acción de las IgE o de otras anafilatoxinas que producen estamina, la que a su vez provoca vasodilatación y broncoespasmos que obstruyen las vías respiratorias.

El tratamiento con cloruro de magnesio
- 125 ml por la mañana y la noche en ayunas durante varios meses.
- Algunas gotas aplicadas en las fosas nasales en caso de rinitis alérgica, varias veces al día.

Otros consejos
Evitar alimentos como el pescado, el queso, el vino tinto, el chocolate y otros que puedan contener estamina.

Un estudio publicado por la reconocida revista *Lancet* del Departamento de Pediatría del Hospital Universitario de Turku, Finlandia, parece demostrar que el consumo regular de probióticos reduce el riesgo de alergias y de accesos en las ya existentes.

Asma

El asma es una inflamación de la pared de los bronquios caracterizada por dificultades respiratorias más o menos graves. Estos problemas pueden venir acompañados por otros síntomas, como tos, sensación de constricción en el pecho, secreción de las mucosas y posiblemente picor en la garganta. Cuando se da una secreción de moco en los bronquios se reduce el paso de aire a través de las vías respiratorias.

En el asma intervienen diversos tipos de células como por ejemplo los linfocitos Th2, los mastocitos y los eosinófilos.

La «auténtica» asma no debe confundirse con una simple disnea o con la clásica «falta de aire»: en el caso del asma bronquial, de hecho, se produce un angostamiento del calibre de los bronquios provocado por la inflamación o broncoespasmo. Durante un ataque de asma se pueden producir síntomas como respiración sibilante, cosquilleo en la garganta y sensación de presión torácica.

El asma puede ser debida a infecciones virales, exposición prolongada al humo de cigarrillos, al polvo, al moho, a la contaminación atmosférica y, en raras ocasiones, a algunos alimentos.

También en los niños muy pequeños que sufren de reflujo gastroesofágico se pueden producir ataques de asma.

El tratamiento con cloruro de magnesio
– 125 ml dos veces al día durante tres semanas.

Otros consejos
– Hacer ejercicio físico regularmente, en especial la natación, que ayuda a potenciar y mejorar la actividad pulmonar. Si se padece de «asma de esfuerzo» consultar siempre antes al médico de familia.
– Cuidado con los aditivos como el metabisolfito y el glutamato monosódico, porque pueden provocar ataques de asma.
– Consumir alimentos que contengan cantidades significativas de vitamina B12. Parece que la ingestión de esta vitamina previene los ataques de asma.
– Contra los ataques de asma se emplea también el sulfato de magnesio, que desarrolla una acción broncodilatadora.

Bronquitis

La bronquitis es una enfermedad que afecta a un 3 por 100 de la población. Puede ser de tipo crónico o agudo, viral o bacteriana. Con frecuencia se deriva de una complicación de la gripe (bronquitis aguda), pero también de una exposición prolongada al humo, a la contaminación y a otras sustancias irritantes (bronquitis crónica). Se manifiesta con una sensación de quemazón en el esternón, seguida al cabo de unos días de tos, seca y más tarde mucosa; esto se debe a que con la inflamación los bronquios se dilatan produciendo ya sea moco o pus. La respiración puede hacerse un poco dificultosa y aparecer una fiebre no muy elevada, en torno a los 38 °C. Se pasa al cabo de pocos días, si no aparecen complicaciones posteriores.

Los síntomas de la bronquitis son: tos, mocos abundantes, disnea, cansancio, cefalea, y en raras ocasiones trastornos visuales.

Se suele considerar bronquitis crónica cuando se manifiesta al menos dos años consecutivos con accesos de unos tres meses de duración.

El tratamiento con cloruro de magnesio
Bronquitis aguda: 125 ml dos o tres veces al día con la aparición de los primeros síntomas, reduciendo progresivamente la frecuencia.
Bronquitis crónica: 125 ml dos veces al día.

Otros consejos
Humidificar convenientemente el aire mediante humidificadores y beber mucha agua para hacer más fluidas las secreciones.

Si es necesario, emplear una almohada alta durante el sueño para facilitar la respiración.

Hacer reposo, pero evitar permanecer demasiado tiempo quieto, porque de otra forma las secreciones bronquiales pueden acumularse excesivamente.

Si aparece una ligera dificultad respiratoria, colocar sobre el pecho o la espalda una bolsa de agua caliente o mejor un cojín caliente hecho con huesos de cerezas.

Gripe

La gripe es una enfermedad tremendamente contagiosa causada por un virus de la familia de los *Orthomyxoviridae* con RNA, a la que pertenecen el influenzavirus A, el influenzavirus B y el influenzavirus C, de los cuales sólo este último infecta exclusivamente a los seres humanos.

Los síntomas son fiebre, que puede ser muy alta; malestar generalizado y dolor de huesos y músculos; dolor de garganta; cefalea; tos y, en ocasiones, vómitos y disentería.

El tratamiento con cloruro de magnesio
- 125 ml con los primeros síntomas, cada tres horas, dilatando la frecuencia en los días sucesivos.
- Gargarismos en caso de dolor de garganta.
- Aplicación de una o dos gotas en el oído a partir de la aparición de los primeros síntomas.

Otros consejos
Para tratar la gripe no son necesarios los antibióticos; dado que se trata de una enfermedad provocada por virus

y no por bacterias, estos medicamentos son ineficaces. No se deben tomar si no es bajo prescripción del médico de familia.

Beber mucho líquido y tomar alimentos muy ligeros y fácilmente digeribles.

Descansar mucho y dormir muchas horas. Airear la habitación donde se encuentra el enfermo.

Tos ferina

La tos ferina, también llamada tos perruna, es una enfermedad muy contagiosa producida por una bacteria gram negativa, la *Bordetella pertussis.* Se puede contagiar por vía aérea mediante la emisión de mucosidad y saliva procedentes de estornudos y tos. El período de incubación va de unos pocos días a un máximo de veinte.

Es una de las patologías infecciosas que más dura: entre seis y diez semanas. Inicialmente se puede confundir con un simple resfriado; de hecho, los primeros síntomas son estornudos, tos (especialmente nocturna) y pérdida de voz. Después de un par de semanas la tos se hace muy persistente, hasta el punto que puede llegar a dificultar la ingestión de alimentos. Estos síntomas bastante desagradables persisten durante tres semanas. Con frecuencia, los accesos de tos son tan fuertes que pueden provocar vómitos.

El tratamiento con cloruro de magnesio
– 125 ml (reducir la dosis si se trata de un niño pequeño) tres veces al día, disminuyendo la frecuencia después de los primeros días.

Otros consejos
- Permanecer en reposo.
- Ingerir gran cantidad de líquidos.
- No permanecer en lugares con un ambiente especialmente seco.
- Evitar totalmente el humo pasivo.
- Es recomendable complementar con una infusión de olmo para ayudar al organismo a expulsar mucosidad.

Resfriado

Lo que denominamos resfriado no es nada más que una rinitis aguda provocada por el *Rhinovirus,* un virus de la familia de los *Picornaviridae.* Se trata de una infección bastante contagiosa que se trasmite fácilmente a través de las gotitas microscópicas de saliva emitidas con los estornudos o con la proximidad de personas infectadas.

Los síntomas más comunes son la congestión nasal, el dolor de cabeza, catarro y un ligero dolor de garganta. Afecta a los niños hasta doce veces al año y a los adultos al menos dos veces al año.

El tratamiento con cloruro de magnesio
- 125 ml tres veces al día con los primeros síntomas. En los días sucesivos, dos veces al día.
- Aplicar algunas gotas de cloruro de magnesio en la nariz varias veces al día.

Otros consejos
- Instalar un pequeño humidificador en el hogar para hacer más fluida la mucosidad y aliviar la congestión nasal.

- Evitar la ingestión de azúcares refinados, que provocan un ambiente ácido, que no contribuye a la mejoría. Sustituir el azúcar eventualmente por miel virgen integral.
- Eliminar durante unos días los lácteos, que incrementan la mucosidad y la hacen menos fluida.

Dolor de garganta

Las causas del dolor de garganta pueden ser múltiples. Con frecuencia se debe a una infección viral o bacteriana (por ejemplo, estreptococos), pero también puede originarse por culpa de sustancias extrañas irritantes, como por ejemplo el humo o el alcohol.

Cuando es causado por un virus o una bacteria puede presentarse acompañado de fiebre, inflamación de los nudos linfáticos y ronquera (en este caso podría tratarse de laringitis).

Si no se consigue curar completamente o a tiempo la infección de estreptococos (que se puede detectar mediante un examen médico llamado «tapón») pueden aparecer algunas complicaciones como reumatismo articular o trastornos cardíacos y renales.

El tratamiento con cloruro de magnesio
- Realizar gargarismos con cloruro de magnesio (33 g por cada litro de agua) cuatro o cinco veces al día.
- Beber dos o tres vasos de cloruro de magnesio (25 g por litro de agua) al día.

Otros consejos

- Evitar los alimentos secos, dando preferencia a los líquidos o pastosos.
- Evitar permanecer en ambientes con abundante humo de tabaco.
- No ingerir bebidas alcohólicas, que podrían empeorar la situación.
- Mantener un grado correcto de humedad en el hogar.
- La temperatura del hogar durante el invierno no debería superar los 20 °C.

Enfermedades del aparato digestivo

Aftas y gingivitis

El término afta procede del griego *áphtha,* que significa «pústula». Se trata de una úlcera que se forma en la cavidad bucal: en los labios, en las encías o la parte interior de las mejillas.

Las aftas se presentan como pústulas planas, largas, blancas y muy dolorosas.

Todavía no se conocen las auténticas causas de la aparición de las aftas, pero se sospecha que su aparición está ligada a trastornos en el intestino. En algunas personas aparecen después de un exceso en el consumo de embutidos o de azúcares refinados, o también tras prolongados períodos de estrés.

Cuando se presentan múltiples ampollas se habla de estomatitis aftosa. Las aftas no son contagiosas.

El tratamiento con cloruro de magnesio
- Realizar enjuagues orales varias veces al día con cloruro de magnesio.
- Aplicar en las aftas una solución a base de cloruro de magnesio, aceite esencial de árbol de té y aceite esencial de mirra. Mezclar previamente las esencias con el cloruro de magnesio y disolverlo todo en agua. Agitar bien antes de aplicarlo.

Otros consejos
- Masticar una raíz de regaliz durante el día parece que contribuye a reducir las aftas.
- Ingerir alimentos que contengan zinc o vitamina B12.

Diarrea

La diarrea tiene como función liberar el organismo de sustancias extrañas o perjudiciales. Se caracteriza por una emisión frecuente de heces acuosas.

Es posible que algunas formas de diarrea estén provocadas por hongos, virus o bacterias. En otros casos puede tratarse de una indisposición del organismo para asimilar o digerir ciertos alimentos o partes de éstos.

En el primer caso, el virus irrita e inflama el intestino, induciendo a las células que cubren las paredes intestinales a segregar una gran cantidad de líquidos. En consecuencia aumenta de forma notable la peristalsis intestinal, lo que provoca la aparición de calambres abdominales y el aumento de la frecuencia en la emisión de heces, que se hacen acuosas.

Con frecuencia, si el origen de la diarrea es viral, aparecen otros síntomas, como vómitos y fiebre. Esta conjunción de síntomas puede producir una deshidratación peligrosa.

El tratamiento con cloruro de magnesio
- 125 ml varias veces al día hasta la reducción de los síntomas.
- 125 ml dos veces al día hasta setenta y dos horas después de la desaparición de los síntomas.

Otros consejos
- Beber con frecuencia, sobre todo soluciones electrolíticas, zumos de fruta hechos en casa, agua de arroz integral (hirviendo el agua con el arroz y colándolo después) o sopa de maíz.
- No ingerir alimentos si no se tiene hambre.
- Evitar la leche, que podría digerirse con problemas. En estas situaciones las enzimas de la lactosa suelen tender a disminuir, lo que genera incapacidad para digerir la lactosa y provoca mayores trastornos gástricos.
- Ingerir fermentos lácticos, como los *Acidophilus* o el *Bifidus*.
- Durante veinticuatro horas después del final de las deposiciones evitar alimentos proteicos o excesivamente grasos.
- Evitar los azúcares refinados, que aumentan la proliferación de bacterias y elevan la acidez en el organismo, en un momento en el que sería aconsejable tender hacia la alcalinidad.

– La crema de ciruelas umeboshi y la raíz de kuzu (almidón de la *Puerari Thumbergiana*) parecen ser especialmente beneficiosos en casos de trastornos gástricos.

Gastroenteritis

La gastroenteritis es una inflamación del estómago y del intestino. Puede ser de origen viral o bacteriano. Puede provocar vómitos, diarrea, espasmos abdominales y fiebre ligera.

Por lo general, los virus quedan inactivos a partir del segundo día, lo que hace que los síntomas disminuyan después de cuarenta y ocho a setenta y dos horas. Pocas veces se prolonga más de una semana. Puede convertirse en un trastorno muy peligroso en niños pequeños o en personas mayores, que tienden a deshidratarse muy rápidamente.

Los virus responsables son los *rotaviurs*, los *adenovirus*, los *calicivirus* y los *astrovirus*. Estos últimos afectan principalmente a personas mayores y a niños de menos de tres años.

Las gastroenteritis virales suelen ser consideradas erróneamente «gripes intestinales», pero no tienen nada que ver con los virus de tipo gripal.

Las gastroenteritis son altamente contagiosas incluso diez días después del final de la enfermedad porque algunos restos del virus permanecen en las heces. Si el individuo no se lava muy bien las manos puede trasmitir el virus a otras personas simplemente a través del contacto con los alimentos u objetos de uso común.

El tratamiento con cloruro de magnesio
- 125 ml con los primeros síntomas varias veces al día. Disminuir la frecuencia en los días sucesivos.

Otros consejos
- Atención a los síntomas como sed excesiva, sequedad en las mucosas, dificultad para orinar, orina de color amarillo intenso, debilidad, mareos o letargia; se podría tratar de una deshidratación grave.
- Ingerir soluciones electrolíticas.
- Evitar la ingestión de alimentos sólidos durante veinticuatro horas.
- Reintroducir los alimentos en la dieta de manera gradual, empezando con comidas semilíquidas o ligeras.
- Evitar lácteos y cafeína durante una semana después de la desaparición de los síntomas.

Intoxicación alimentaria

Las intoxicaciones alimentarias están causadas por la ingestión de alimentos contaminados con bacterias o toxinas. Las intoxicaciones de origen exclusivamente bacteriano pueden ser producidas por el *Clostridium botulinum* o por el estafilococo *Staphylococcus aureus*. Las toxiinfecciones son provocadas generalmente por el *Bacillus cereus* y el *Clostridium perfringens*.

Las intoxicaciones de *Clostridium botulinum* pueden resultar muy graves. Los síntomas aparecen entre dieciocho y treinta y seis horas después de la ingestión del alimento contaminado y suelen presentarse en forma de náuseas y vómitos. Más tarde aparecen síntomas más serios como dificultades para hablar, trastornos en la vista, vértigo, problemas de movilidad y parálisis. En caso de indicios de intoxicación de *Clostridium botulinum* se aconseja llamar inmediatamente al médico.

En cambio, la intoxicación de estafilococos es muy frecuente y mucho menos grave. El estafilococo es difícil de eliminar, incluso mediante la cocción (por debajo de los 70 °C) o con la salazón. El momento más propicio para la proliferación de la bacteria es cuando, tras la cocción, se deja enfriar la comida unos minutos. Los síntomas son los normales de una gastroenteritis, con ausencia de fiebre, durante unas veinticuatro horas.

El tratamiento con cloruro de magnesio
– 125 ml de solución varias veces al día, a partir de los primeros síntomas. Reducir la dosis durante los días posteriores.

Otros consejos
– Comprobar siempre el color y el olor de los alimentos antes de consumirlos. En el caso del *Clostridium botulinum* hay que tener especial cuidado si, por ejemplo, la tapa de una conserva está hinchada; significa que en el interior hay gas y que por lo tanto podría estar contaminada con bacterias.
– Cuando sea posible es aconsejable cocer los alimentos por encima de los 70 °C durante al menos quince minutos.
– Si se presentan síntomas de una intoxicación de *Clostridium botulinum* no dudar en solicitar ayuda con urgencia.

El término piorrea (también llamado periodontitis) deriva del griego *pyorroia*, que significa «emisión de pus». La causa más común es una gingivitis originada por la presencia constante de placa dental. Se caracteriza por una inflamación de las encías, ligamentos, alvéolos y aparato óseo. Con el paso del tiempo, si no se interviene adecuadamente, los dientes tienden a separarse de las encías, y acaban por caer.

Los síntomas más comunes para reconocerla son las hemorragias de las encías, que se producen en un principio con el cepillado de los dientes y más adelante durante la masticación; mal aliento y un gradual retroceso de las encías (los dientes parecen alargarse). El proceso se puede agravar con la aparición de daños en el sistema óseo-articular (en especial, problemas en la mandíbula), cefaleas y vértigo.

En contadas ocasiones, un alineamiento anómalo de los dientes agravado con una probable evolución de las caries puede causar una piorrea.

El tratamiento con cloruro de magnesio
Disolver una cucharada de sal de magnesio, una gota de aceite esencial de mirra, una de lavanda y una de limón. Verter la mezcla en un vaso de agua templada o de té negro. Enjuagar la boca dos o tres veces al día para conseguir un efecto antiplaca o emplear para realizar aplicaciones directamente en las encías.

Dentífrico contra la piorrea: mezclar hojas de té negro trituradas muy finas con una pequeña cantidad de arcilla y cloruro de magnesio; aceite esencial de mirra, lavanda y árbol de té y una pequeña cantidad de agua, la necesaria para formar una pasta blanda.

Emplear en lugar del dentífrico tradicional. Conservar en el frigorífico; el frío aumenta la producción de saliva, que es un bactericida natural.

Curiosidad
La saliva tiene la función de eliminar las bacterias presentes en la cavidad bucal gracias a un agente bactericida que se llama lisozima.

Otros consejos
– Limpiarse los dientes con frecuencia utilizando una técnica de cepillado correcta: no abrasiva y de abajo arriba.
– Limpiar los dientes cada día con la técnica de Bass.
– Emplear antisépticos naturales para una buena higiene bucal.

La técnica de Bass[1]

Colocar el cepillo sobre los bordes de las encías con un ángulo de 45°. Apretar delicadamente las cerdas contra los dientes y las encías. Mover el cepillo con pequeños movimientos vibratorios hacia adelante y hacia atrás. De esta forma se desprenden los restos

---

1 Procedente de Gaba Vegas (www.gaba-info.it.)

de comida y la placa dental de una forma precisa pero delicada.

Cepillar los dientes sistemáticamente: empezar por la superficie externa, y seguir por la interna, y para acabar por la superficie encargada de masticar. Comenzar siempre por los dientes de atrás, que son más difíciles de alcanzar.

Para limpiar la superficie interna de los dientes frontales, mantener derecho el cepillo y colocar las cerdas en el borde de las encías. Mover el cepillo desde las encías hacia los dientes.

Estreñimiento

Con el término estreñimiento se define un tipo de funcionamiento incorrecto del intestino, caracterizado por una dificultad de vaciarlo correctamente mediante la evacuación de las heces.

Se presenta acompañado de dolores abdominales, aerofagia y en ocasiones náuseas.

No se trata de una enfermedad sino de un síntoma que puede producirse como consecuencia de otros trastornos, como por ejemplo la diabetes, el hipertiroidismo, la intolerancia alimentaria, colitis, dieta incorrecta o problemas hormonales.

No existen terapias propiamente dichas para el estreñimiento. Intentar encontrar sus causas es una buena manera de empezar a curarla. Los expertos aconsejan en cualquier caso introducir mucho líquido en la dieta diaria.

El tratamiento con cloruro de magnesio
– 125 ml dos veces al día, por la mañana en ayunas y por la noche antes de la cena. Los resultados aparecen normalmente muy pronto: entre veinticuatro y cuarenta y ocho horas.

Otros consejos
– Ingerir diariamente una buena cantidad de fibra y verduras frescas, condimentadas con aceite de oliva crudo virgen extra.
– Son aconsejables los alimentos crudos fermentados (como por ejemplo el chucrut) para restablecer la microflora bacteriana.
– Por la mañana y en ayunas, beber una vaso de agua templada.
– Los fermentos lácteos pueden ayudar a restablecer el nivel adecuado de mucosidad intestinal.
– Evitar comer demasiado deprisa.
– Evitar los alimentos en conserva o de lata.
– Evitar todo lo posible el uso de laxantes.

Trastornos del aparato músculo-esquelético

Calambres musculares

Los calambres musculares son espasmos o contracciones involuntarias, imprevistas y violentas de la musculatura estriada (voluntaria). Es probable que se produzcan tras estar en ambientes especialmente calurosos; suceden debido a un desequilibrio entre hidratación y concentración electrolítica (pérdida de sales minerales).

Es importante que la presencia en el organismo de sales minerales esté equilibrada; si se está ingiriendo calcio es necesario también aumentar la ingesta de magnesio y viceversa. En particular, la falta de magnesio puede provocar calambres musculares.

El tratamiento con cloruro de magnesio
– 125 ml de solución dos veces al día.

Otros consejos
– Alimentarse con productos ricos en magnesio, como los plátanos, almendras, nueces, verduras frescas, germen de cereales, maíz, manzanas, higos, pescado fresco, legumbres, semillas de calabaza.
– Evitar el consumo de alcohol y diuréticos.
– En verano, beber agua mineral con un contenido medio en sales minerales y no exclusivamente oligomineral baja en sales. La falta de minerales puede provocar calambres.
– Emplear sal marina integral en la dieta para compensar la eventual pérdida de oligoelementos y minerales esenciales.

Enfermedades reumáticas

Existen diversos tipos de enfermedades reumáticas; las más comunes son la artritis reumatoide, la gota, la fiebre reumática, el síndrome del túnel carpiano, la periartritis y la artrosis.

La **artritis reumatoide** o artritis degenerativa afecta a las articulaciones deformándolas de manera irreversible, especialmente las de las manos, las muñecas y los pies.

La **gota** está causada por un aumento del ácido úrico en la sangre. El síntoma típico es la inflamación del dedo gordo del pie, que se enrojece y provoca dolor.

La **fiebre reumática** se considera una enfermedad bastante grave porque puede afectar al corazón. Es más frecuente entre los niños durante o después de padecer una amigdalitis causada por estreptococos.

El **síndrome del túnel carpiano** se caracteriza por fenómenos inflamatorios que provocan dolor en el nervio mediano presente en la muñeca. Puede aparecer hormigueo en las manos. Se produce con mayor frecuencia entre las mujeres.

La **periartritis** es una inflamación de las articulaciones del hombro caracterizada por fuertes dolores que en ocasiones impiden los movimientos normales del brazo.

La **artrosis** es un proceso degenerativo de los cartílagos que puede afectar a todas las articulaciones. Afecta sobre todo a los ancianos (en particular en la espalda y en las rodillas) pero en los últimos años también es frecuente entre jóvenes por encima de los treinta años.

Los tratamientos farmacológicos actuales tienen como objetivo detener el avance de la enfermedad, pero no hacerla retroceder.

El tratamiento con cloruro de magnesio

- 125 ml de cloruro de magnesio dos veces al día durante tres meses.

Otros consejos

- Aumento de la actividad física suave, como por ejemplo caminar.
- Enriquecer la dieta con alimentos con alto contenido de omega 3, como el pescado (atún, merluza, salmón, caballa) todo tipo de fruta fresca, en particular todas aquellas que contienen bioflavonoides, y alimentos ricos en fibra como cereales y legumbres.
- Evitar o limitar el consumo de alimentos de la familia de las solanáceas (patatas, tomates, pimientos, berenjena), azúcares refinados, harinas refinadas, embutidos, alimentos enlatados, alcohol y cafeína.
- Beber gran cantidad de agua con bajo contenido en minerales.

Osteomielitis

La osteomielitis es una infección del sistema osteoarticular localizada en la cavidad de la médula y en el periostio. Generalmente está provocada por el estafilococo *Staphylococcus aureus* o el *Staphylococcus espidermidis* y en casos menos frecuentes también por el *Mycobacterium tuberculosis* o el *Escherichia coli*, pero puede tener su origen también en hongos y microorganismos como la rickettsia.

Se puede manifestar tanto en niños como en jóvenes, con una concentración porcentual elevada entre los ocho y los quince años, y se caracteriza por dolores en los huesos (en particular los largos), fiebre, tumefacción, pérdida de peso, astenia y en ocasiones vómitos.

En muchos casos se ha descubierto que la enfermedad se había originado a partir de operaciones quirúrgicas realizadas en quirófanos que no estaban debidamente esterilizados. En otros casos, los gérmenes patógenos alcanzan el hueso a través de focos infecciosos como heridas, llagas, escoriaciones, furúnculos, o incluso a partir de una simple infección de las vías respiratorias.

Los exámenes que determinan la presencia de una osteomielitis son el control de la VSG (velocidad de sedimentación globular), la centellografía y la radiografía. Normalmente se trata la enfermedad con antibióticos o cirugía. Al respecto, el doctor Neveu dijo: «Ninguno de los enfermos que he tratado de osteomielitis ha tenido que ser intervenido quirúrgicamente; se han recuperado gracias al cloruro de magnesio».

El tratamiento con cloruro de magnesio
- 125 ml tres veces al día durante tres días, dos veces al día durante una semana o hasta la recuperación. Continuar con una dosis al día durante al menos diez días a partir de la desaparición de los síntomas.

Osteoporosis

La osteoporosis no es una enfermedad en sí misma, sino que es sencillamente una reducción de elementos minerales, como por ejemplo el calcio, en los tejidos óseos. Esto aumenta considerablemente el riesgo de fractura.

Se presenta con mayor frecuencia en las mujeres mayores durante la menopausia y entre las jóvenes a las que se les han extirpado los ovarios (lo que provoca una especie de menopausia inducida) y en personas de ambos sexos mayores de setenta años. En algunas ocasiones puede generarse a partir de tratamientos con fármacos derivados de la cortisona, de la diabetes y de algunas formas de enfermedades reumáticas.

Generalmente se manifiesta con dolores en la espalda que van poco a poco aumentando a causa del progresivo aplastamiento de las vértebras. El cloruro de magnesio puede ser beneficioso, sobre todo si se combina con otros minerales fundamentales como el calcio.

El tratamiento con cloruro de magnesio
- 125 ml dos veces al día con zumo de limón.

Otros consejos
- Evitar los ambientes en los que se fuma.
- Evitar fumar; parece ser que el humo disminuye el contenido de estrógenos en el organismo.
- Pasar el máximo de tiempo posible al sol para aumentar la producción de vitamina D.
- Aumentar el consumo de brécol, coles y frutos secos oleosos, como almendras y nueces.
- Eliminar de la dieta los embutidos.
- Evitar la cafeína y el alcohol.

Poliomielitis

La poliomielitis es una enfermedad muy grave que afecta al sistema nervioso central, en particular a las neuronas. Se trasmite por vía oral-fecal, cuando se ingieren alimentos contaminados con el virus.

Ataca fundamentalmente a niños de menos de cinco años de edad. Sujetos sanos o niños que acaban de ser vacunados pueden trasmitir el virus, por lo que es necesario que estos últimos no entren en contacto con personas o recién nacidos que todavía no han sido vacunados.

La Organización Mundial de la Salud (OMS) señala como sujetos con mayor riesgo a aquellos que sufren de inmunodeficiencia, a las embarazadas, a los que se les han extirpado las amígdalas y a los que hacen un ejercicio físico excesivo.

Los primeros síntomas son cansancio, fiebre, vómitos, rigidez en el cuello y dolores en las articulaciones.

En algunas ocasiones la evolución de la enfermedad puede ser realmente grave, con parálisis (cerca del 1 por 100) o meningitis aséptica (entre el 5 y el 10 por 100 de los casos). Por suerte, en el 90 por 100 de los casos sólo se desarrollan síntomas parecidos a los de la gripe.

No se conocen tratamientos para esta enfermedad, y para combatirla sólo existe una vacuna infantil.

El tratamiento de la poliomielitis con cloruro de magnesio era uno de los caballos de batalla de Delbet. Sin embargo, sus estudios sobre la poliomielitis no fueron tenidos en cuenta por el Consejo de la Academia de Medicina (a pesar de haber sido considerados verosímiles). Ésta fue la respuesta oficial: «Si se da a conocer el nuevo tratamiento contra la difteritis se impedirán las vacunaciones, cuando el interés común es precisamente generalizar las vacunas». La misma Academia vetó a Delbet la publicación de sus investigaciones en revistas médicas, a pesar de su insistencia.

El doctor Neveu afirmó: «Si la terapia se inicia pronto, no más tarde de la aparición de la primera parálisis, podemos esperar una curación rápida, en general antes de las cuarenta y ocho horas».

En 1957 publicó el libro *Comment prevenir et guérir la poliomyélite*. En el prólogo a una nueva edición aparecida algunos años más tarde, F. Delarue escribió: «... *más tarde, en 1964 la vacunación antipoliomielítica se hizo obligatoria, los institutos y servicios de educación se multiplicaron, pero no se ha propuesto ningún tratamiento para esta enfermedad. Los pequeños poliomielíticos tratados con grandes medios por la medicina oficial siguen sufriendo las terribles consecuencias de la enfermedad, mientras que aquellos que son tratados con un poco de cloruro de magnesio parece que consiguen curarse sin problema*».

El tratamiento con cloruro de magnesio
– 125 ml (disminuir la dosis si el niño es muy pequeño) de cloruro de magnesio cada tres horas con los primeros síntomas. Reducir la frecuencia al cabo de veinticuatro horas.

Otros consejos
Si existe la sospecha de una poliomielitis llamar urgentemente al médico de cabecera, o mejor aún, un médico que conozca también los usos del cloruro de magnesio.

Raquitismo

El raquitismo es una condición, bastante poco común, que se produce en la infancia. Normalmente es debida a una carencia de vitamina D, pero también puede proceder de un aporte insuficiente de calcio, e incluso por ambos motivos. La falta de vitamina D (que regula la absorción de calcio ingerido con los alimentos) y del calcio mismo provoca a su vez, por compensación, la movilización del mineral contenido en los huesos para poder mantener constante la concentración en la sangre. El raquitismo se caracteriza por el reblandecimiento de los huesos, ralentización del crecimiento, retraso en la aparición de los dientes, debilidad muscular, dificultad para caminar y mayor predisposición para las infecciones. A nivel físico se pueden detectar los siguientes síntomas: rodilla valga (en la que el fémur y la tibia no están perfectamente alineados), un retraso en el sellado de la fontanela, la caja torácica deformada (en forma de embudo invertido).

El raquitismo puede deberse también a una exposición escasa o nula a los rayos del sol, a enfermedades hepáticas, a problemas de absorción intestinal o a una mala alimentación.

En este caso el magnesio actúa como fijador del calcio.

El tratamiento con cloruro de magnesio
– 125 ml dos veces al día junto con el zumo de un limón entero.

Otros consejos
– Pasar bastante tiempo al sol para favorecer la producción de vitamina D.
– Incluir en la dieta alimentos como lácteos; hierbas aromáticas, en particular la salvia, basílica y romero; verduras como espinacas, achicoria, diente de león; le-

gumbres (garbanzos, alubias); nueces; pistachos; aceitunas; coles; copos de avena y caballa.

Rigidez muscular

Son varias las causas que pueden dar lugar a la rigidez o entumecimiento musculares. En las personas mayores produce una limitación de los movimientos o incluso una rigidez que aparece al principio en una única parte del cuerpo, como en la enfermedad de Parkinson.

Con el cloruro de magnesio se obtienen resultados sorprendentes, a pesar de que el tratamiento es constante y largo en el tiempo. Delbet describe el caso de un hombre de sesenta y nueve años hipertenso que por culpa de los temblores no podía escribir desde hacía tiempo. Tras tres semanas de tratamiento, los temblores disminuyeron de forma notable y al cabo de dos más habían desaparecido hasta el punto de que el hombre volvió a escribir como antes.

Delbet cuenta también el caso de un hombre de cincuenta y siete años que padecía la enfermedad de Parkinson desde hacía unos ocho años. La enfermedad estaba tan extendida que ya no podía comer solo. Después de cinco semanas se comenzaron a manifestar mejorías: ya conseguía beber solo y se mantenía en pie. Tras dos meses de tratamiento fueron aumentando los períodos en los que lograba moverse con normalidad.

El tratamiento con cloruro de magnesio
–   125 ml dos veces al día al menos durante tres meses.

Otros consejos
- Consumir alimentos integrales y frescos.
- Evitar totalmente productos refinados y en conserva.
- Incorporar a la dieta ácidos grasos polisaturados mediante la ingestión de nueces, aceite de semillas de girasol y lino, obtenido en frío y consumido crudo.

Ciática

La ciática es una inflamación del nervio isquiático. Se caracteriza por un dolor más o menos intenso localizado en la parte posterior del muslo, por debajo de la zona lumbar. En ocasiones puede llegar hasta el pie.

Generalmente la causa es la compresión del nervio ciático o de la raíz de un nervio espinal.

Es fácil que se presente durante los últimos meses del embarazo, debido a la presión que el útero ejerce sobre el nervio. En otras ocasiones son las posturas incorrectas o una hernia discal las que provocan la aparición de la inflamación.

El tratamiento con cloruro de magnesio
- 125 ml dos veces al día durante tres meses.

Otros consejos
- Realizar ejercicios adecuados de estiramiento para mejorar el estado de salud de la espalda.
- Probar los tratamientos quiroprácticos u osteopáticos si se padecen trastornos en la columna vertebral.

Aparato tegumentario

Eccemas

El término eccema deriva del griego *ekzein,* que significa «inflarse». Se trata de una reacción inflamatoria no contagiosa de la piel. Existen dos tipos de eccemas: el de contacto y la dermatitis atópica. El primero se produce por contacto con sustancias irritantes, y la segunda proviene de disfunciones orgánicas como, por ejemplo, los trastornos hepáticos.

En ambos casos puede aparecer enrojecimiento cutáneo, picor, sequedad de la piel y pequeñas pápulas rojizas que en poco tiempo se trasforman en costras una vez han segregado líquido.

Las partes normalmente más afectadas, en el caso en que no se trate del contacto con una sustancia irritante, suelen ser la cara, el cuello, los codos, las rodillas, los tobillos y las muñecas.

El tratamiento con cloruro de magnesio
- 125 ml de solución dos veces al día.
- Añadir a una cucharada de polvo de magnesio tres gotas de aceite esencial de sándalo si se trata de eccema seco o de geranio si trata de uno húmedo, y en ambos casos dos gotas de aceite esencial de madera de cedro. Verterlo todo en medio vaso de infusión de ramitas de dulcamara y aplicar sobre las zonas afectadas. Si no se dispone de dulcamara, es posible sustituirla con el zumo fresco de áloe vera, aplicándolo de igual forma.

Otros consejos
- No aplicar cremas, geles o cosméticos en la zona afectada.
- En caso de eccema atópico, beber mucha agua y eliminar de la dieta alimentos grasos, fritos, refinados, conservas o enlatados.

Heridas

Las heridas son lesiones más o menos grandes de los tejidos blandos. Pueden ser superficiales, profundas, internas o penetrantes.

En todos los casos parece que el cloruro de magnesio aporta beneficios casi inmediatos y parece dar mejores resultados que cualquier otro desinfectante, ya sea para combatir eventuales gérmenes patógenos, o para acelerar los procesos de cicatrización.

El tratamiento con cloruro de magnesio
Limpiar la herida con cloruro de magnesio una vez si se trata de una herida pequeña, varias veces si es de tamaño más considerable.

Si es necesario protegerla, después de lavarla, mojar una gasa estéril con la solución de magnesio y dejarla sobre la herida durante unas horas.

Para potenciar el efecto desinfectante y cicatrizante, añadir a una cucharada de polvo de magnesio, dos gotas de aceite esencial de árbol de té, dos de lavanda y una de limón, y diluir en 120 ml de agua; aplicar directamente sobre la herida. Si la herida es antigua, emplear aceite esencial de salvia, o si no de helicriso, si la piel está inflamada.

Otros consejos

- Si la herida es profunda lavar muy bien, también en profundidad.
- Si la herida es amplia, desinfectar con cloruro de magnesio hasta la curación definitiva.
- En este caso, consultar con el médico o dirigirse a urgencias.

Impétigo

El nombre deriva del latín *impetere,* que significa «cubrir». Se trata de una infección muy contagiosa que se manifiesta a nivel superficial de la piel. Se caracteriza por pequeñas vesículas llenas de líquido que cuando se rompen forman una costra de color miel. En torno a ellas se puede producir un enrojecimiento de la piel y también picor.

Generalmente está causado por bacterias como el *Streptococcus pyogenes* o el *Staphulococcus aureus.*

La aparición de la enfermedad no se asocia a una presunta falta de higiene, aunque una vez que aparecen las vesículas es necesaria la máxima limpieza.

Para combatir la afección normalmente se emplean antibióticos, pero también se han obtenido resultados sorprendentes con el cloruro de magnesio si se emplea desde la aparición de los primeros síntomas.

El tratamiento con cloruro de magnesio

- 125 ml dos veces al día en los adultos o cantidades menores según la edad del niño.
- Limpiar las heridas con una solución a base cloruro de magnesio y de plata coloidal.

- En sustitución de la plata coloidal se pueden añadir cinco gotas de aceite esencial de árbol de té a una cucharada de cloruro de magnesio, disolver en una infusión de bardana y aplicar localmente.

Otros consejos
- Cuando aparezcan las primeras vesículas, limpiar inmediatamente con cloruro de magnesio.
- En caso de contacto con las pápulas, lavarse bien y no tocarse otras zonas, porque se podría extender la infección por todo el cuerpo.
- Para evitar un posible contagio, no emplear la misma toalla que la persona afectada.

Urticaria

El nombre deriva de la palabra ortiga, porque los síntomas de la urticaria son muy parecidos a los que se manifiestan cuando se entra en contacto con la parte urticante de esta planta.

Se puede deber a diversas causas, como la ingestión de alimentos o fármacos a los que se es intolerante o alérgico, a períodos de estrés o a variaciones climáticas (exceso de frío o de calor).

No existe un tratamiento de enfermedad que no sea eliminar la causa desencadenante o reducir el picor. El empleo de cloruro de magnesio puede producir resultados satisfactorios en poco tiempo, y en algunos casos ha reducido el riesgo de desarrollar intolerancias alimentarias.

El tratamiento con cloruro de magnesio
- 125 ml dos veces al día.
- Verter tres gotas de aceite esencial de manzanilla en una cucharada de cloruro de magnesio, disolver en una tisana de flores de caléndula y aplicar en la zona afectada.

Otros consejos
- No ponerse ropa muy ajustada en las zonas afectadas.
- No permanecer en ambientes demasiado cálidos para evitar que el picor aumente de intensidad.

Paroniquia

Es una infección aguda provocada por estreptococos y estafilococos. Se manifiesta en los dedos de las manos, y a veces también en los de los pies.

Al principio se presentan dolores leves y enrojecimiento, que al cabo de unos días aumentan de intensidad y se asocian a la aparición de pus. Normalmente no produce fiebre. Si no se trata puede provocar la caída de la uña.

El tratamiento con cloruro de magnesio
- Añadir algunas gotas de aceite esencial de árbol de té a una cucharada de cloruro de magnesio. Disolver en una infusión de verbena y aplicar en la zona afectada.
- Como alternativa se puede añadir a la solución mencionada arcilla blanca (caolín) y aplicar en el dedo afectado como una cataplasma, dejándola actuar durante una hora aproximadamente.

– Evitar comerse la uñas o las pieles de alrededor porque esto puede provocar una nueva aparición de la paroniquia.
– Tapar bien para evitar que se infecte.

Soriasis

La soriasis es una forma de dermatitis crónica. No está muy extendida: se detectan casos en cerca de un 4 por 100 de la población. Se presenta con mayor frecuencia en las personas entre los diez y los cuarenta años, y en alguna ocasión en concomitancia con la menopausia. Se caracteriza por una inflamación cutánea que provoca la aparición de pequeñas costras blancas y secas que se forman sobre todo en las manos, la cara, la cabeza, y también por detrás de las orejas, en los pies y en ocasiones en los genitales.

El tratamiento con cloruro de magnesio
– 125 ml dos veces al día para tratamientos prolongados.
– Una cucharada de polvo de magnesio disuelto en un vasito de zumo de áloe vera. Aplicar varias veces al día sobre la zona afectada.

Otros consejos
– Aplicar aceite de borraja sobre la piel seca dos veces al día.
– Incorporar fermentos lácteos vivos a la dieta.
– Evitar los alimentos refinados y en conserva.

- Ingerir una buena cantidad de fibra, fruta y verdura fresca.
- Para integrar los ácidos grasos esenciales, incorporar a la dieta semillas de lino y de girasol.

Quemaduras

Las quemaduras son lesiones de la piel provocadas por el calor excesivo, el fuego, sustancias altamente cáusticas o energía eléctrica.

Las lesiones pueden ser más o menos graves en función de la exposición a esos factores.

En las quemaduras de primer grado la piel presenta un eritema más o menos marcado.

En las de segundo grado se forman flictenas (del griego *phlyktaina*, «pústula») o también las grandes ampollas características de una quemadura.

En las quemaduras de tercer grado el tejido presenta necrosis y no circula la sangre.

En las últimas, la de cuarto grado los tejidos están totalmente carbonizados (escara).

Tras una quemadura se pueden manifestar también subidas de fiebre, dificultad para orinar y deshidratación más o menos grave, dependiendo del tipo y el grado.

El tratamiento con cloruro de magnesio
- 125 ml inmediatamente tras la quemadura. Seguir con la misma dosis dos veces al día.
- Preparar una solución a base de polvo de cloruro de magnesio y gel de áloe vera añadiendo previamente

algunas gotas de aceite esencial de lavanda; aplicar localmente varias veces al día. El aceite esencial de lavanda, igual que el áloe vera, regenera la epidermis y resulta muy útil en estos casos.

Otros consejos
- No romper nunca las ampollas los primeros días: el líquido que contienen es una especie de medicamento natural segregado por el propio organismo.
- Mantener siempre tapada y muy limpia la quemadura.
- En caso de quemaduras graves, acudir al médico.

Verrugas

La verruga es una pequeña protuberancia localizada a nivel cutáneo provocada por el papiloma virus *(Human Papillomavirus)*. El virus queda «aprisionado» en la verruga y no penetra en el circuito sanguíneo.

Las verrugas son muy contagiosas, por lo que no se deben tocar, ni la persona afectada ni cualquier otra. El virus suele reproducirse con facilidad en lugares cálidos y húmedos, como piscinas o gimnasios.

En la actualidad los tratamientos disponibles son limitados, e incluyen la extirpación quirúrgica y algunos métodos que aplican la congelación.

Con el cloruro de magnesio se obtienen buenos resultados en poco tiempo.

El tratamiento con cloruro de magnesio
- 125 ml dos veces al día durante veinte días.

- Añadir algunas gotas de aceite esencial de lavanda al polvo de cloruro de magnesio, disolver en agua y aplicar la solución de forma local varias veces al día.

Otros consejos
- Evitar andar descalzo en lugares cálidos o húmedos como piscinas o secarse rápidamente las partes del cuerpo expuestas al contacto.

Enfermedades infantiles

Sarampión

El sarampión es una enfermedad muy contagiosa provocada por el virus *Morbillivirus*. Se presenta más frecuentemente en niños de entre uno y tres años, pero puede contraerse a cualquier edad.

Se caracteriza por una leve erupción cutánea que se manifiesta tres o cuatro días después de los primeros síntomas y que dura entre diez y veinte días. A continuación aparece tos, mucosidad nasal, conjuntivitis y fiebre. Tras los primeros días salen pequeños puntos blancos en el interior de la boca (señal típica para reconocer el sarampión).

El exantema empieza a desarrollarse en primer lugar detrás de las orejas y en la cara, para extenderse más tarde por todo el cuerpo. El período de incubación es de aproximadamente diez días. Es en este período cuando la enfermedad es más contagiosa, para dejar de serlo casi completamente cuando aparecen los primeros puntos rojos en la piel. Y cinco días después de la aparición del exantema ya no es contagiosa en absoluto.

No existe un tratamiento específico para atajar el sarampión, sólo para paliar sus síntomas.

El tratamiento con cloruro de magnesio
- 125 ml dos veces al día con una cucharada de plata coloidal. Las dosis varían en función de la edad.

Otros consejos
- Permanecer en cama bien abrigado en una habitación aireada.
- Tomar mucho líquido si se tiene fiebre.
- Comer poco y exclusivamente alimentos ligeros.

Paperas

La parotiditis epidémica se suele llamar vulgarmente «paperas», por la inflamación anormal de las glándulas parótidas (que producen la saliva).

La enfermedad es bastante contagiosa y se trasmite por vía aérea. Se encuentra con mayor frecuencia en niños entre cinco y diez años, pero al igual que muchas otras enfermedades consideradas infantiles, puede causar trastornos serios si se contrae en la etapa adulta.

Se caracteriza por cefaleas, náuseas, dolor de vientre y una ligera fiebre. Tras los primeros días se inflama una glándula parótida, y al cabo de un par de días, la otra. El proceso dura en conjunto una semana. Durante unos días se podrá experimentar una disminución en la producción de saliva (llamada *xerostomia)* que desaparece al cabo de poco tiempo. Puede resultar peligrosa en hombres adultos ya que podría provocar algunas complicaciones como la orquitis, una inflamación de los testículos que puede causar esterilidad.

El tratamiento con cloruro de magnesio
- 125 ml tres veces al día con la aparición de los primeros síntomas. Dos veces en los días siguientes, hasta la recuperación.

Otros consejos
- Permanecer en reposo hasta la recuperación.
- Beber mucha agua.
- Ingerir alimentos ligeros y fáciles de masticar.

Otitis

La otitis es una inflamación del oído medio o externo y por eso se llama *otitis media* u *otitis externa*. Se caracteriza por un dolor intenso de oídos, hipoacusia y, en ocasiones, acúfenos.

En los niños pequeños, junto a la otitis pueden aparecer también náuseas, vómitos, fiebre o diarrea.

La otitis externa se presenta con mayor frecuencia en los adultos, especialmente en aquellos que practican la natación. Puede proceder también de una lesión en el oído provocada por el uso de bastoncillos para su limpieza; en estos casos pueden aparecer en primer lugar fuertes picores seguidos de dolores intensos y secreciones purulentas.

La otitis media, se presenta con mayor frecuencia en los niños, porque la trompa de Eustaquio, más pequeña que la de los adultos, facilita la presencia de virus y bacterias.

Se caracteriza por una pérdida temporal del oído, dolores pulsantes, fiebre (poco frecuente). Si la inflamación es muy fuerte se pueden producir secreciones de pus.

Curiosidad

La trompa de Eustaquio es un pequeño canal que pone en comunicación la faringe nasal con el oído. Es una especie de ventilador natural del oído medio, que se airea sólo durante la deglución o el bostezo: casi una vez cada minuto durante el estadio de vigilia y cada cinco minutos durante el sueño.

El tratamiento con cloruro de magnesio

- 125 ml dos veces al día.
- Aplicar en el conducto auditivo una o dos gotas templadas de una mezcla hecha con una infusión de flores de verbasco. Atención: no introducir ningún tipo de líquido en el oído si existe riesgo de perforación de tímpano. Consultar siempre con el médico.

Otros consejos

- No emplear bastoncillos de algodón para la limpieza diaria de los oídos.
- No utilizar tapones de gomaespuma para los oídos.

Picor

El picor es sólo un síntoma de un trastorno transitorio o de una enfermedad. Sea cual sea la causa, el cloruro de magnesio parece aliviar la molestia rápidamente. Si éste está provocado por una enfermedad, según los casos, se puede también aplicar por vía oral.

El tratamiento con cloruro de magnesio
Aplicar localmente una solución a base de cloruro de magnesio diluida en una infusión de grosellero negro.

Otros consejos
- Aunque el picor sea muy fuerte, evitar rascarse insistentemente.
- Suavizar la piel empleando un aceite con un alto contenido en ácidos grasos polisaturados, como el aceite de borraja exprimido en frío.

Rubéola

La rubéola es una enfermedad contagiosa provocada por el *Rubivirus*. Se trasmite por vía aérea y es más común entre los niños pequeños. Puede resultar peligrosa para el feto si se contrae durante el embarazo.

Tiene una incubación de entre dos y cuatro semanas aproximadamente y solamente es contagiosa durante pocos días después de la aparición del eritema. Se caracteriza por pequeñas manchas rosáceas que aparecen inicialmente detrás de las orejas y en la frente, para extenderse más adelante por todo el cuerpo; también presenta fiebre moderada, ojos enrojecidos e inflamación de los nudos linfáticos.

Desaparece sin mayores consecuencias, en la mayoría de los casos al cabo de entre cinco y siete días.

El tratamiento con cloruro de magnesio
- 125 ml (en función de la edad) dos veces al día.

Otros consejos
- Guardar reposo.
- Ingerir muchos líquidos.
- Comer poco y exclusivamente alimentos fáciles de digerir.

Oftalmología

La vista y el cloruro de magnesio

Un oculista de la Universidad de Nápoles, el doctor Testa, ha desarrollado desde hace un tiempo una serie de investigaciones relacionadas con el papel del cloruro de magnesio en el campo de la oftalmología. Parece ser que ha obtenido buenos resultados en el tratamiento de la conjuntivitis, de la atrofia del nervio óptico y de la neuritis óptica. Además todo indica que el cloruro es capaz de ralentizar la aparición del glaucoma. Estos resultados requieren sin duda de más estudios, pero representan una base sobre la que trabajar.

Abajo se exponen algunos ejemplos prácticos de las aplicaciones experimentadas personalmente por el doctor Testa, en los que se han obtenido buenos resultados. Sin embargo, en casos de trastornos oftalmológicos se recomienda no proceder nunca a la automedicación, y dirigirse siempre al médico de familia.

Enrojecimiento, inflamaciones: preparar una solución de cloruro de magnesio al 16 por 100 y aplicar unas cuantas gotas en el ojo varias veces al día.

En caso de conjuntivitis bacteriana, preparar una solución a partes iguales con plata coloidal y cloruro de magnesio. Aplicar dos o tres gotas varias veces al día.

Trastornos varios

Fatiga y astenia

La palabra astenia deriva del griego *asthenos,* que significa «falto de fuerza». En el caso de la astenia, se reduce la fuerza muscular, cuesta realizar cualquier movimiento y parece que a uno le falten las fuerzas.

Con frecuencia la astenia se relaciona con trastornos psicológicos, como la depresión. En estos últimos casos se ha dejado de hablar de astenia y se ha pasado a llamar «síndrome de fatiga crónica».

Es importante no infravalorar dichos síntomas porque podrían ser el aviso de alarma de enfermedades más graves.

El tratamiento con cloruro de magnesio
- 125 ml dos veces al día.

Otros consejos
- Sustituir todos los alimentos refinados o industriales por productos frescos. Eliminar los embutidos.

- Es posible garantizar una mejor absorción de las vitaminas, además de con el cloruro de magnesio, también con la ingestión de fermentos lácteos vivos.

Depresión

Un 15 por 100 de la población sufre depresión, en particular las mujeres. Se caracteriza por tristeza continua, pesimismo frente al futuro, pensamientos negativos y malhumor y desinterés por el día a día.

En paralelo a estos síntomas, aunque en ocasiones no de forma simultánea en el tiempo, se pueden presentar también una disminución del apetito, insomnio, cansancio crónico, excesiva autocrítica y, en los casos más graves, tendencia al suicidio. El cloruro de magnesio parece devolver las ganas de vivir, el optimismo y la energía.

El tratamiento con cloruro de magnesio
- 125 ml dos veces al día.

Otros consejos
- En el caso de que las crisis no estén relacionadas con situaciones particulares, podrían estar producidas por trastornos alimentarios; es recomendable modificar la dieta durante al menos tres meses, eliminando los productos industriales, ingiriendo alimentos frescos y con una buena concentración de ácidos grasos esenciales (semillas de lino, de girasol, etc.).
- Buscar un confidente, ya sea un amigo o un familiar, al que explicarle con total sinceridad la situación personal y con quien compartir los sentimientos.

La fiebre no es una enfermedad, sino sólo una respuesta fisiológica del organismo a estímulos externos o internos. Se habla de fiebre sólo si la temperatura del cuerpo es superior a los 37,2 °C si está tomada por vía axilar, o 38,0 °C si se toma por vía rectal. La temperatura oral normal es de 37,5 °C.

Si la fiebre no es demasiado alta, no debería emplearse un antipirético; la fiebre, de hecho, actúa como un protector contra virus y bacterias y favorece la producción de glóbulos blancos, que tienen la función de combatir la infección. Si eliminamos la fiebre con medicamentos, el proceso natural de la enfermedad se alargará.

Hipócrates, el padre de la medicina moderna, afirmaba: «Dadme la fiebre y curaré cualquier enfermedad».

El tratamiento con cloruro de magnesio
– 125 ml dos veces al día con el zumo de un limón.

Otros consejos
– En caso de fiebre muy alta, beber mucha agua para evitar el riesgo de deshidratación. Vigilar siempre el estado de la orina; si aparece más oscura de lo normal significa que el organismo necesita líquidos.
– Permanecer en reposo absoluto.
– No abrigarse en exceso.
– No comer demasiado.
– No emplear antipiréticos si no es estrictamente necesario.

– No tomar antibióticos si no están prescritos por el médico de familia.

Envejecimiento

En la edad avanzada la cantidad de magnesio presente en los tejidos musculares tiende a disminuir notablemente. Ingerir diariamente cloruro de magnesio o alimentos que contengan este mineral indispensable puede contribuir a disfrutar de una vejez serena y sin excesivos achaques.

El tratamiento con cloruro de magnesio
– 125 ml una vez al día.

Otros consejos
– Consumir alimentos que contengan magnesio.
– Evitar los productos industriales.
– Garantizar una buena hidratación del organismo con agua, fruta y verduras.
– Pasear cada día al menos durante media hora.

Memoria

Parece ser que el magnesio aumenta la memoria y la capacidad de concentración. Resulta por lo tanto recomendable para los estudiantes y para quien realice normalmente trabajos fundamentalmente intelectuales.

El tratamiento con cloruro de magnesio
– 125 ml una o dos veces al día.

Otros consejos

- Se recomienda no excederse con las dosis porque en algunos sujetos la excesiva euforia y energía pueden provocar ataques de insomnio.

Mordeduras de serpiente

En el imaginario colectivo, una mordedura de serpiente es tremendamente peligrosa y produce la muerte. Por suerte, no es siempre así. Las serpientes realmente agresivas son muy escasas, y las demás huyen si no se les hace daño. Si la mordedura no se produce en una zona particularmente vital, como por ejemplo el cuello, no existe un riesgo especialmente alto durante al menos dos horas.

Con una picadura se inocula normalmente entre un 4 o 5 por 100 del veneno; una cantidad que resulta poco peligrosa para un adulto. Sólo ante una situación particularmente peligrosa para el propio animal, la serpiente puede llegar defenderse atacando con otras mordeduras. Sin embargo, normalmente tenderá a evitarlo dado que el veneno es esencial para su supervivencia. En el 20 por 100 de los casos, además, sólo se produce lo que se denominan «mordeduras secas», es decir, sin inoculación del veneno.

Tras la mordedura se pueden manifestar quemazones, edemas, eritemas y ampollas. Al cabo de unas horas puede aparecer una linfagitis o una adenopatía.

La mortalidad causada por mordeduras de serpiente parece ser muy baja. Se han registrado más muertos a causa del suero antiviperino (actualmente fuera del mercado en algunos países), que con frecuencia provoca *shocks* anafilácticos.

El tratamiento con cloruro de magnesio

– Si se conoce un médico que pueda aplicar la inyección de cloruro de magnesio, es necesario llamarlo con urgencia.
– Beber inmediatamente 125 ml de solución y repetir cada tres horas.

Otros consejos

– Incluso si os parece que os encontráis bien, pedir ayuda urgentemente.
– Aplicar inmediatamente aceite esencial de lavanda en la herida.
– No dejarse arrastrar por el pánico.
– Si es posible, evitar caminar para no difundir el veneno con excesiva velocidad por todo el cuerpo. No permanecer en sitios calurosos, que producen una vasodilatación, lo que favorece la difusión del veneno.
– No aplicar el lazo hemostático porque podría provocar una isquemia.
– No emplear hielo durante mucho tiempo a fin de evitar quemaduras.

Curiosidad

En el pasado, los cazadores de los Alpes consideraban la lavanda un suero antiviperino. También lo menciona el famoso médico Jean Valnet, en 1964: «... cuando a sus perros les muerde una serpiente... recogen lavanda, la chafan y refriegan al perro mordido. El veneno queda inmediatamente neutralizado».

Sexualidad

El consumo regular de cloruro de magnesio parece aumentar la libido y mejorar la astenia sexual o la impotencia causada por el estrés. El profesor Delbet afirma, sin embargo, que puede provocar una excitación genital excesiva en los adolescentes. En consecuencia, es recomendable no excederse con las dosis en esta franja de edad.

El tratamiento con cloruro de magnesio
– 125 ml dos veces al día.

Tétanos

El tétanos es una enfermedad muy grave causada por una bacteria anaeróbica. Sus esporas se suelen encontrar en la tierra, en las heces de animales, en el estiércol y en algunos casos (si bien raros) en la heroína.

La incubación de la enfermedad es muy variable; va desde unos pocos días hasta tres semanas.

La primera señal de alarma es el trismo: un bloqueo de los músculos de la mandíbula seguido de una rigidez en el cuello y en el abdomen, hasta que la parálisis es total.

El mejor modo de prevenir el tétanos es limpiar inmediatamente la herida con cloruro de magnesio o agua oxigenada.

Se han producido bastantes casos de curación de téta-nos en pocas horas gracias exclusivamente a la adminis-tración intravenosa de cloruro de magnesio.

El tratamiento con cloruro de magnesio
- Lavar la herida con cloruro de magnesio.
- Si es posible abrir la boca con normalidad, beber 125 ml de solución cada tres horas.
- En los casos extremos inyectar una solución intrave-nosa lentamente por parte del médico de familia.

Otros consejos
- Limpiar siempre la herida con cloruro de magnesio, en especial si está sucia de tierra.
- Llamar urgentemente a un médico que pueda admi-nistrar una inyección de cloruro de magnesio.

El cloruro de magnesio y la belleza

Acné

Máscara astringente
Mezclar en dos cucharadas de arcilla la solución de mag-nesio hasta formar un emplasto ligero que se pueda apli-car en la cara. Añadir una cucharada de aceite de semillas de girasol exprimido en frío, cinco gotas de aceite esen-cial de lavanda y cinco de árbol de té. Aplicar en la cara y dejar actuar durante media hora. Enjuagar con agua fría.

Crema refrescante

Añadir al zumo de zanahoria una pequeña cantidad de solución de cloruro de magnesio, glicerina, aceite esencial de limón y de bergamota. Mezclar bien y dejar en el frigorífico. Emplear la crema dos veces al día.

Peeling contra el acné

Mezclar nuez moscada triturada, añadir polvo de cloruro de magnesio y bicarbonato de sodio. Añadir algunas gotas de aceite esencial de árbol de té y de limón. Efectuar un *peeling* con este compuesto una vez por semana.

Tónico para el acné y la piel grasa

Mezclar 250 ml de agua mineral con una cucharada de arcilla verde y una cucharada de cloruro de magnesio. Agitar bien, dejar reposar tres horas, y emplear en lugar del tónico tradicional.

Leche de canela

Añadir un poco de polvo de canela a una cucharada de leche entera cruda, una cucharada de cloruro de magnesio, dos gotas de aceite esencial de lavanda. Mezclar y aplicar en la cara. Dejar actuar toda la noche y aclarar por la mañana.

Canas

Según las investigaciones del profesor Delbet, el cloruro de magnesio favorece la recuperación del color original, cuando es posible, oscureciendo los cabellos. Obviamente el proceso es muy lento y largo.

Espray de cloruro

Poner la solución de cloruro de magnesio en un pequeño envase con espray. Rociar toda la cabellera por la mañana en el momento de levantarse, esperar quince minutos y secar con el secador, o mejor directamente al aire.

Loción

Poner a hervir unos pocos gramos de cloruro de hierro en vino tinto. Al final de la cocción añadir polvo de cloruro de magnesio. Mezclar y aplicar con peine o una espátula por toda la cabellera.

Champú al cloruro de magnesio

Vaciar la mitad del contenido de un preparado de champú neutro natural y rellenar con una solución de cloruro de magnesio. Agitar bien antes de emplearlo y usarlo normalmente, teniendo cuidado de dejarlo actuar durante unos minutos antes del aclarado.

Bálsamo

Fundir al baño maría manteca de karité y de cacao y añadir una o dos cucharadas de cloruro de magnesio. Mezclar bien, aplicar en el pelo después del champú y dejar actuar durante quince o veinte minutos. Aclarar abundantemente.

Manchas del envejecimiento

Crema para eliminar las manchas

Añadir una cucharada de cloruro de magnesio y unas gotas de aceite esencial de limón a la crema que se utiliza cada día. Mezclarla bien y emplearla varias veces al día.

Cuando a una crema se le añade polvo de magnesio ésta tiende a desprender su contenido en agua; no hay por qué preocuparse, es un fenómeno normal. Eliminar el agua sobrante.

Preparado para las manos

Verter una pequeña cantidad de agua templada en un cuenco y añadir una cucharada de cloruro de magnesio al que previamente se le han incorporado unas gotas de aceite esencial de limón. Poner las manos en remojo durante quince o veinte minutos, y dejarlas secar naturalmente.

Máscara

Pelar un aguacate bien maduro, añadir una pequeña cantidad de solución de cloruro de magnesio y mezclar bien. Aplicar en manos y uñas.

Uñas frágiles

Preparado para las uñas frágiles

En un cuenco verter una pequeña cantidad de aceite de oliva y de aceite de ricino, el zumo de un limón entero y un poco de solución de cloruro de magnesio. Mezclar bien con una cuchara de madera, hasta que el agua y el aceite estén bien emulsionados. Poner las uñas en remojo durante quince o veinte minutos.

Esmalte revigorizante
Preparar una emulsión mezclando una pequeña cantidad de cloruro de magnesio con aceite de oliva. Aplicar sobre las uñas como si se tratara de un esmalte corriente.

Lociones de afeitado naturales

Lociones con cloruro de magnesio
Poner en remojo una cucharada de semillas de lino en 250 ml de agua templada. A la mañana siguiente llevar a ebullición durante unos minutos el compuesto. Añadir una cucharada de aceite de borrajas y mezclar bien. Más adelante incorporar media cucharada de solución de cloruro de magnesio y algunas gotas de aceite esencial de lavanda y limón. Filtrarlo todo con una gasa estéril o un colador. Aplicar en lugar de la loción clásica.

Loción calmante y refrescante con áloe vera y menta
Mezclar 250 ml de gel de áloe vera, una cucharada de agua, media cucharada de cloruro de magnesio y unas gotas de aceite esencial de menta. Emplear después del afeitado.

Piernas hinchadas

Baño con cloruro de magnesio
Añadir al agua de la bañera (mejor templada o fría) una taza de polvo de cloruro de magnesio al que se habrán incorporado cinco gotas de aceite esencial de limón, cinco de ciprés, tres de menta piperita y cinco de naranjo. Mezclar bien con el agua y disfrutar de un buen baño refrescante.

Tónico

Poner en el frigorífico durante unas horas la solución de cloruro de magnesio mezclada con el zumo de un limón. Aplicar en caso necesario directamente en las piernas.

Compresas frías

Remojar unas compresas de gasa estéril en agua fría a la cual se han añadido previamente una cucharada de polvo de cloruro de magnesio, mezclado con tres gotas de aceite esencial de menta piperita, tres de ciprés y tres de naranjo dulce. Aplicar en toda la pierna; se notará un alivio inmediato.

Emulsión oleosa para las piernas hinchadas

Añadir media taza de solución de cloruro de magnesio a 50 ml de aceite de caléndula, diez gotas de aceite esencial de ciprés, diez de limón y cinco de naranja. Mezclar bien el líquido con el aceite y aplicar en las piernas, haciendo masajes de abajo arriba.

Pediluvio refrescante

Preparar un pediluvio refrescante vertiendo en una bañera con agua fría o templada una cucharada de polvo de cloruro de magnesio al que se le han añadido tres o cuatro gotas de aceite esencial de menta piperita.

Friegas

Friegas con cacao

Mezclar a partes iguales polvo de magnesio, bicarbonato y cacao y poner en un recipiente de vidrio oscuro que se pueda tapar herméticamente. Emplear una vez al mes utilizando una pequeña cantidad y añadiéndole unas gotas de agua. Resulta óptimo tanto para la cara como para el cuerpo.

Friegas con albaricoque
Emulsionar manteca de karité con polvo de huesos de albaricoque y cloruro de magnesio. Guardar en un recipiente reutilizado de crema corporal. Efectuar la friega una vez a la semana después del baño o la ducha.

Friegas con almendras
Triturar las almendras con la cáscara, añadir al polvo resultante azúcar de caña, cloruro de magnesio y aceite de oliva. Es óptimo para la cara.

Friegas con miel
Mezclar polvo de cloruro de magnesio con una cucharada de miel y yogur. Aplicar en la piel y realizar friegas.

Friegas con jengibre
Mezclar una cucharada de polvo de cloruro de magnesio, una cucharada de arcilla, media cucharada de jengibre muy fresco recién rallado, dos cucharadas de aceite de oliva y dos gotas de aceite esencial de lavanda.

Friegas con canela
Mezclar tres cucharadas de sémola de grano duro, una cucharada de cloruro de magnesio, un poco de aceite de almendras dulces y un puñado de canela picada gruesa. Efectuar una friega en la cara y el cuerpo.

Friegas para los pies

A dos microgránulos de piedra pómez añadir una cucharada de cloruro de magnesio, dos gotas de aceite de geranio y dos de lavanda. Refregar los talones y luego el aplicar el pediluvio; obtendréis rápidamente un efecto perfumado y muy beneficioso.

Pieles maduras

Crema antiarrugas

Derretir al baño María 15 g de cera de abejas removiendo. Añadir 110 ml de aceite de oliva y 20 ml de aceite de jojoba. Mezclar bien y retirar del fuego para que se enfríe.

Incorporar 50 g de miel virgen integral y volver a mezclar. Añadir una cucharada de cloruro de magnesio y esperar una hora. Durante este tiempo el cloruro de magnesio hará que el agua se desprenda de la crema.

Eliminar el agua y añadir algunas gotas de aceite esencial de lavanda, limón y ciprés. Remover con cuidado y poner la crema obtenida en un vasito de cristal. Conservar lejos del calor, la luz y la humedad.

Tónico refrescante

Disolver una cucharada de caolín y otra de cloruro de magnesio en 250 ml de agua. Verter en un envase adecuado y agitar bien. Aplicar en lugar del tónico tradicional.

Curiosidad

El caolín recibe este nombre porque fue descubierto por primera vez en China, en las colinas de Kaoliang.

La peculiaridad de esta arcilla es la de impregnar el estrato córneo de la piel, exfoliándola de forma natural. Tras haber eliminado las células muertas la piel aparece de manera evidente mucho más lisa y suave.

Máscara antiarrugas

Mezclar una cucharada de aceite de aguacate, dos o tres cucharadas de caolín y un vasito con una solución de cloruro de magnesio (33 g por litro de agua). Mezclar bien y añadir tres gotas de aceite esencial de limón, tres de lavanda y tres de naranja dulce.

Aplicar en la cara, dejar actuar durante media hora y aclarar bien con agua templada.

Curiosidad
El aceite de aguacate es uno de los más alimenticios. Es sin duda el más indicado para las pieles maduras; su empleo regular elimina las arrugas de expresión. Consigue inmediatamente una piel más luminosa y es óptimo para las pieles que han perdido el tono. Contiene una buena proporción de vitamina E.

Cabellos grasos

Champú de arcilla

Preparar una pasta de arcilla y solución de cloruro de magnesio hasta lograr una crema suave, fácilmente aplicable en el cabello. Añadir algunas gotas de aceite esencial de árbol de té, romero, salvia y lavanda. Emplear el compuesto en sustitución del champú normal y dejar actuar unos diez minutos: ¡veréis la diferencia!

Champú de salvia

Machacar unos cuantos puñados de salvia recién cogida, añadir un poco de solución de cloruro de magnesio, un poco de limón y vinagre. Aplicar en el pelo. Dejar actuar unos minutos antes de aclarar.

Loción para cabellos grasos

Verter una cucharada de henna neutra en 500 ml de solución de cloruro de magnesio. Agitar bien, dejar reposar medio día el líquido obtenido y después añadir algunas gotas de aceite esencial de salvia, tomillo y cedro. Aplicar en el cabello antes del lavado normal.

Curiosidad

Parece que la espuma fijadora tiende a empeorar notablemente el problema de los cabellos grasos. Utilizar cerveza fresca para fijar la raya; se dice que es un remedio natural formidable.

Tónico para cabellos grasos

Mezclar una cucharada de jugo de raíz de jengibre y otra de solución de cloruro de magnesio y aplicar en el cuero cabelludo una o dos veces a la semana. Secar, si es necesario, con un secador templado después de la aplicación.

Otros consejos

– El calor excesivo aumenta la segregación de sebo, por lo que es mejor evitar lavar el pelo con agua demasiado caliente o secarlo con un secador con temperatura alta.

– No masajear en exceso el cuero cabelludo durante el enjabonado; de este modo se estimulan las glándulas sebáceas a producir sebo.

– Por el mismo motivo, evitar peinarse demasiado el pelo.

– Puede parecer una paradoja, pero el empleo de champús contra la grasa provoca una segregación excesiva de sebo.

– En muchas mujeres la píldora anticonceptiva agrava el problema del cabello graso.

Animales y jardín

Las plantas y el cloruro de magnesio

El magnesio es un mineral esencial también en el mundo vegetal. Representa el núcleo central de la clorofila. Sin el magnesio muchas de las funciones necesarias para el desarrollo y el crecimiento de la misma planta, como por ejemplo la fotosíntesis, serían casi imposibles; es responsable de activar funciones enzimáticas, regular la presencia osmótica y formar macroelementos como los azúcares, proteínas y vitaminas.

En las plantas de interior es bastante fácil detectar el déficit de este mineral: cuando falta, las hojas presentan un color apagado, amarillento y las flores se hacen menos perfumadas. La falta de magnesio en una planta determina también la escasez de hierro.

El cloruro de magnesio en el huerto

Como ya se ha señalado, el magnesio, además de ser un elemento esencial para el desarrollo de las plantas de interior, lo es también para los árboles frutales y los huertos.

El que tenga la fortuna de poseer un pequeño huerto, puede añadir una solución de cloruro de magnesio durante el riego. Esto no sólo provocará que las plantas sean más resistentes y menos susceptibles a los ataques exteriores, sino que también ayudará a producir alimentos de por sí más ricos en cloruro de magnesio, que nos permitirán consumir de modo natural esta preciosa sustancia, en lugar de incorporarla artificialmente. Como mencionamos en las primeras páginas del libro, la carencia de magnesio se debe a la industrialización de los procesos de cultivo y producción.

Soluciones a base de cloruro de magnesio para el huerto y el jardín

Verter 100 g de polvo de cloruro de magnesio en 100 l de agua (o las dosis proporcionales) y regar normal.

Curar perros y gatos con cloruro de magnesio

Igual que nosotros, parece que también los perros y los gatos tienen una necesidad especial de este importante mineral.

La dosis máxima diaria total para una perro es de aproximadamente 125 ml por cada 5 kg de peso corporal, mientras que para un gato es de aproximadamente 15 ml (10 ml si todavía es pequeño, 20 ml si ya es adulto). Se suministra el cloruro de magnesio cada seis u ocho horas, salvo excepciones.

Heridas y arañazos

Preparar una infusión de caléndula y verter media cucharada de polvo de cloruro de magnesio. Vendar la zona afectada para evitar que el animal elimine el compuesto lamiéndose.

Lombrices intestinales

Una dosis de cloruro de magnesio (de 20 ml a 150 ml dependiendo del tamaño del animal) cada seis horas, durante una semana.

Moquillo

Es una especie de poliomielitis canina. Al igual que en los humanos, el cloruro de magnesio parece actuar bien y con rapidez. Si sospecháis que vuestro perro ha contraído el moquillo, suministradle una dosis cada tres horas el primer día, en función de su talla, para ir disminuyendo la frecuencia en los días posteriores. En cualquier caso es aconsejable consultar al veterinario.

Tifus o gastroenteritis del gato

El tifus del gato está provocado por el *Parvovirus*. Es posible curar un gato adulto con esta enfermedad mediante fármacos tradicionales, pero un gato joven es difícil que pueda sobrevivir. Este tipo de tifus se caracteriza por vómitos, diarrea, dolor abdominal, fiebre y anorexia.

La terapia con magnesio incluye una cucharada pequeña cada tres horas a partir de los primeros síntomas.

Espinas en las pezuñas

Preparar un emplasto de arcilla, solución de cloruro de magnesio y unas cuantas gotas de aceite esencial de lavanda, y aplicar directamente en la zona afectada. Tapar bien con una gasa estéril.

Conjuntivitis

Limpiar los ojos de vuestro animal con una solución al 16 por 100 de cloruro de magnesio diluido en una infusión de manzanilla.

Golpe de calor

A nuestros animales también les puede afectar un golpe de calor, sobre todo si no se encuentran en su ambiente habitual. Diluir una cucharada de cloruro de magnesio en una vaso de agua y suministrarle pequeñas cantidades cada quince o veinte minutos.

Dermatosis

Aplicar localmente una mezcla a base de polvo de cloruro de magnesio, agua, aceite esencial de lavanda y geranio. Los aceites esenciales se mezclan primero con el polvo de magnesio y después con el agua; de otra forma no se integraría bien.

Garrapatas

Friccionar bien el pelo del perro o del gato con agua, vinagre y polvo de cloruro de magnesio que se habrá mezclado con unas gotas de aceite esencial de eucalipto, lavanda y geranio.

Pulgas

Verter en un envase con espray 250 ml de solución de cloruro de magnesio y una cucharada de arcilla, mezclada con aceite esencial de lavanda y eucalipto o pino.

Abscesos

Preparar un emplasto a base de arcilla, solución de cloruro de magnesio y aceite esencial de lavanda. Remojar una gasa estéril y aplicar localmente. Cambiar cada tres o cuatro horas.

Pequeñas fracturas

Es posible acelerar la recuperación aplicando en la zona afectada una cataplasma con arcilla, infusión de cola de caballo y polvo de cloruro de magnesio. Vendar bien y cambiar la cataplasma dos o tres veces al día.

Es posible también suministrar la solución de magnesio por vía oral junto con la infusión de cola de caballo, dos veces al día.

El cloruro de magnesio en la cocina

Cocinar platos a base de cloruro de magnesio es una forma óptima de incorporar este elemento indispensable en nuestra alimentación.

Ofrecemos a continuación algunas sencillas recetas caseras para una dieta saludable.

El tofu casero

Ingredientes:
- 550 g de granos de soja
- 4 l de agua
- 1 cucharada de *nigari* preparado en casa (ver receta en la pág. 27)

Procedimiento:
Poner la soja en remojo durante doce horas (durante los meses de verano reducir el tiempo de remojo). Pasado el tiempo, licuar la soja escurrida con una pequeña cantidad de agua hasta que quede reducida a un puré. Mientras tanto poner al fuego una cazuela grande con 4 l de agua. Cuando haya empezado a hervir, verter el puré.

Hervir durante unos minutos a fuego medio. Al finalizar la cocción, colar todo y llevar de nuevo a ebullición el líquido durante diez minutos más.

Verter una cucharada de cloruro de magnesio *(nigari)* en una taza con agua templada. En otra cazuela verter la mezcla obtenida, que será el cuajo, y mezclar bien.

Más tarde, añadir la leche de soja hervida sin mezclar y dejar reposar unos minutos. Llegados a este punto, es hora de separar la parte sólida (la que ha cuajado) de la líquida; para esta operación es suficiente emplear una espumadera.

Disponer de un colador de tamaño mediano (mejor si es de madera), cubrir con una tela de lino o un paño de trama fina y verter la cuajada obtenida. Recubrir con la misma tela y con una tapa de madera que lo presione bien todo. Dejar escurrir el tofu durante media hora o hasta que se obtenga la consistencia deseada. Extraer con cuidado y colocarlo en una ensaladera de barro con agua fría y dejar reposar quince minutos.

Pasados los quince minutos sacar el tofu del agua; ahora ya está listo para ser consumido.

Si no se tiene la intención de comerlo inmediatamente, conservarlo durante unos días en agua, en un envase cerrado.

Requesón de almendras

Ingredientes:
– 400 g de almendras
– 2 g de *nigari* hecho en casa

Procedimiento:
Batir las almendras con un poco de agua y dejar reposar la mezcla durante veinticuatro horas. Verterlo todo en un paño de lino y colocar debajo un recipiente para recoger la leche de almendras. Añadir en ese momento el *nigari* y mezclar.

La dosis recomendada de *nigari* es para aproximadamente 200-250 ml de leche de almendras. Cocer el líquido resultante al baño María durante una hora aproximadamente. Al acabar la cocción, dejar reposar el requesón un par de horas, y después colocarlo en un paño para eliminar el posible exceso de agua.

Se puede emplear para acompañar platos a base de pescado u otro ingrediente, según los gustos.

Paneer

El paneer es el típico queso indio. Es delicado y al mismo tiempo nutritivo. Normalmente se emplea sin sal, pero si se desea se le puede añadir una pizca a la leche.

Ingredientes:
- 1 litro de leche entera cruda
- 1 cucharada de *nigari* hecho en casa

Procedimiento:
Calentar la leche en una cazuela. Justo cuando está a punto de hervir, apagar el fuego y añadir el *nigari*. Mezclarlo todo bien hasta que la leche coagule (normalmente se necesitan entre tres y cuatro minutos). Dejar enfriar bien y proceder entonces a filtrarlo con una tela de lino.

Se puede consumir inmediatamente o conservarlo en aceite cortado en dados de esta forma: dejarlo en la tela en la que se ha filtrado y prensar bien con un objeto pesado durante dos o tres horas. Cortar en daditos y colocar en un recipiente con aceite, hierbas aromáticas y ajo, y cerrar herméticamente.

Pan casero

Ingredientes:
- 400 g de harina integral
- 2 cucharadas de aceite de oliva virgen extra
- 380 ml de agua templada
- 1 cucharada de sal
- 1 cucharada de *nigari*

Procedimiento:

Amasar la harina con un poco de agua, la sal, el *nigari*, la levadura, y el aceite. Trabajar bien durante unos minutos hasta que se forme una masa suave y elástica.

Colocar en un cuenco grande de barro y cubrir durante unas horas.

Cuando haya finalizado la fermentación, realizar en el centro un corte en forma de cruz y poner en el horno a 200 °C durante aproximadamente cuarenta minutos.

Lo mejor para mantener las propiedades nutritivas inalteradas es cocer el pan en un horno de leña.

Bibliografía

Los libros citados a continuación están disponibles en el idioma original del autor. En el caso de haber traducción al español se señala título y año de publicación para facilitar al lector su búsqueda y brindarle la oportunidad de ampliar la información.

Neveu, A., *Comment prévenir et guérir la poliomyélite – Traitement cytophylactique des maladies infestieuses par le chlorue de magnésium*, Edition Dangles, París, 1968.

Muller, M. F., *Le chlorure de magnésium*, Editions Jouvence, Francia, 1998.

Vergine, R., *Curarse por el magnesio: cómo aprovechar sus prodigiosas propiedades para prevenir y curar numerosas enfermedades*, Editorial Ibis, Barcelona, 1996.

Del Principe, S.; Mondo, L., *Oli essenziali. Gli aromi Della salute*, Giunti Demetra, Florencia, 2001.

DEL PRINCIPE, S.; Mondo, L., *Massaggi con gli Oli Essenziali*, Giunti Demetra, Florencia, 2008.

MONDO, L.; Del Principe, S., *Tisane. Per remediare ai disturbi di tutti i giorni e sorridere ala salute*, Gribaudo, Cuneo, 2003.

MONDO, L.; Del Principe, S., *I rimedi della nonna*, Edizioni FAG, Milán, 2008.

Lista de proveedores

El Cloruro de Magnesio se puede encontrar fácilmente en cualquier farmacia con sección dedicada a la homeopatía, herbolario y tienda de productos ecológicos-biológicos.

En particular destacamos los siguientes puntos de venta:

Farmacia Coliseum, Barcelona
www.farmaciacoliseum.com

Farmacia Serra, Barcelona
www.farmaciaserra.com

Tiendas Manantial de Salud, en toda Cataluña
www.manantial-salud.com

Tiendas Veritas en toda Cataluña
www.ecoveritas.es

Centros Marsans, en toda España
www.centrosmarsan.com

Tiendas Biospirit
www.biospirit.es

Actibios Distribuciones
www.actibios.com

Principales marcas:
Ana María Lajusticia
www.anamarialajusticia.com

El Granero Integral
www.elgranero.com

Maese Herbario

Santiveri
www.santiveri.org

Índice

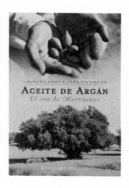

El aceite de argán, conocido como el oro líquido de Marruecos, es ideal para combatir el envejecimiento y la sequedad de la piel. Los análisis químicos realizados al aceite de argán confirmaron sus valiosas propiedades nutricionales y dermatológicas (incluido el uso en casos de acné, arrugas y heridas leves) por su elevado contenido en vitamina E y en ácidos grasos esenciales. En este libro descubrirás todas las propiedades terapéuticas y los usos de este gran aliado para tu salud y belleza:

- efecto regenerativo de la piel;
- antiséptico y fungicida;
- suaviza, hidrata y aporta brillo a la piel;
- estimula la oxigenación de la piel y aporta elasticidad;
- restaura la capa hidrolipídica cutánea y aumenta el contenido de las células;
- hidrata y fortalece el cabello aportándole brillo y flexibilidad;
- estimula la regeneración y la oxigenación de la piel;
- antiarrugas;
- alimenta las fibras capilares;
- activa la renovación celular;
- cicatrizante;
- trata las irritaciones cutáneas, el acné, el eczema, las estrías del embarazo, las quemaduras, la psoriasis, la neurodermitis, la varicela;
- neutraliza los radicales libres y protege la piel contra las agresiones externas;
- fortalece las uñas debilitadas.

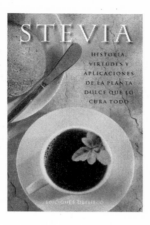

Stevia Rebaudiana Bertoni es una planta medicinal de interés fundamental para el tratamiento natural de la diabetes, la obesidad, el tabaquismo y la hipertensión. Se trata de un edulcorante natural que no aporta calorías, que regula los niveles de glucosa en sangre y que carece de los efectos negativos de los edulcorantes artificiales. Originaria de Paraguay, los nativos del país han utilizado esta planta durante generaciones, no sólo para endulzar, sino también como digestivo, diurético y antiácido.

Hace décadas que la Stevia goza de gran popularidad en Sudamérica y en Japón gracias a sus propiedades terapéuticas extraordinarias, y actualmente está viviendo un proceso de expansión imparable a nivel mundial. El extracto de sus hojas es ideal para la elaboración casera de bebidas, dulces, mermeladas, repostería, confituras o yogures.

Desde hace años, es fácil encontrar cultivos de la planta de Stevia en Europa; uno de los centros más famosos se encuentra en Balaguer, a pocos kilómetros de Barcelona, en la provincia de Lérida.

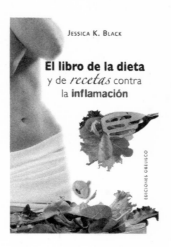

JESSICA K. BLACK

El libro de la dieta
y de *recetas* contra
la **inflamación**

EDICIONES OBELISCO

¿Tu alimentación ayuda a tu cuerpo a autoprotegerse? ¿Te gustaría comer más sano y seguir disfrutando de la comida? Estas deliciosas recetas controlan la inflamación y mejoran tu salud.

Las investigaciones actuales muestran claramente que nuestra salud depende de los alimentos que consumamos. Las malas costumbres alimentarias y las alergias ocultas pueden provocar inflamaciones en el organismo, que, a su vez, pueden dar lugar a una serie de enfermedades crónicas graves.

Con este libro, la Dra. Black responde a la demanda de muchos de sus pacientes, que siguiendo una dieta naturópata y antiinflamatoria, no podían encontrar recetas que preparar. Ella misma diseñó y probó las recetas, eliminando alimentos alérgenos y usando ingredientes ecológicos y nutritivos que reducen la ingesta de pesticidas y hormonas y que ayudan a tener un organismo más fuerte y sano, con una mayor capacidad para sanar.

La primera parte del libro explica la base científica de la dieta. La segunda parte contiene 125 recetas sencillas y sabrosas, adaptadas a la estación: desde desayunos, tentempiés y sopas hasta infusiones, entrantes, ensaladas y deliciosos postres. La autora ofrece sugerencias de sustitución de ingredientes y añade un consejo saludable a cada receta.

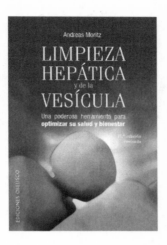

Tener un hígado nuevo es como contar con una nueva oportunidad de vivir. Veinte millones de norteamericanos sufren anualmente de ataques provocados por cálculos biliares. Las cifras europeas no desmienten la gravedad del problema. En muchos casos, el tratamiento simplemente consiste en operar la vesícula, pero este enfoque, orientado simplemente a los síntomas, no elimina la causa de la enfermedad -los cálculos biliares que congestionan el hígado-, y en muchos casos, simplemente prepara el camino a problemas más graves. La mayoría de los adultos que habitan el mundo industrial, y especialmente aquellos que sufren de alguna enfermedad crónica, como enfermedades coronarias, artritis, esclerosis múltiple, cáncer o diabetes, tienen cientos, si no miles de cálculos biliares (principalmente masas de bilis endurecida), que bloquean los conductos biliares de su hígado.

Este libro propone una lúcida explicación de las causas de los cálculos biliares en el hígado y la vesícula, y por qué estas piedras pueden ser las responsables de las enfermedades más comunes que nos aquejan en el mundo actual. Ofrece al lector los conocimientos necesarios para reconocer las piedras, y da las instrucciones «hágalo-usted-mismo» necesarias para expulsarlas en la comodidad de su casa y sin dolor alguno. También presenta las reglas claras para evitar la formación de nuevos cálculos.

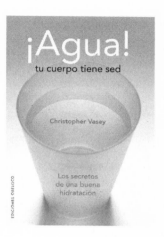

¡Agua!
tu cuerpo tiene sed

Christopher Vasey

Los secretos
de una buena
hidratación

«*La persona que bebe poco tolera cada vez mejor la sed y ya no percibe del mismo modo las señales de alarma emitidas por su cuerpo.*»

El agua es una extraordinaria fuente de juventud y vitalidad no sólo para la piel, nuestra apariencia externa, sino para todo nuestro cuerpo.

Beber agua en cantidad suficiente es un requisito para el buen funcionamiento del organismo, pero además es un medio de prevenir y atenuar numerosos trastornos: falta de energía, estados depresivos, eccemas, reumatismo, problemas de tensión sanguínea, exceso de colesterol, estreñimiento, obesidad, cistitis, infecciones urinarias, etcétera. Estas afecciones, y muchas otras, pueden deberse en su origen a una falta de agua, y pueden ser tratadas en sentido contrario: ¡restituyendo el agua, simplemente!

Actualmente, nuestras necesidades de agua son mucho más notables que antaño, debido a una alimentación demasiado rica, muy concentrada y salada, al abuso de alcohol y tabaco, al estrés, la contaminación, etc.

Pero, ¿qué cantidad de agua hay que beber? ¿De qué calidad? ¿En qué momentos del día? Este libro responde a estas y muchas otras preguntas, luego de un apasionante viaje al centro de nuestro organismo, donde la explicación del recorrido del agua nos descubrirá las bases de la naturopatía, el funcionamiento de nuestro cuerpo y nos ayudará a actuar correctamente para cuidar de nuestra salud.toxinas y remineralizarnos. Todas ellas formas sencillas, prácticas y económicas de mantenernos sanos y vitales.

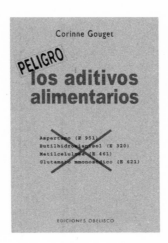

Corinne Gouget

PELIGRO los aditivos alimentarios

Aspartamo (E 951)
Butilhidroxianisol (E 320)
Metilcelulosa (E 461)
Glutamato amonosódico (E 621)

EDICIONES OBELISCO

¿Qué es un aditivo alimentario? Esta es la pregunta que se hacen miles de consumidores que, en el momento de realizar sus compras, querrían leer las etiquetas de los alimentos y comprender todos los detalles, a veces misteriosos como el código E951.

Tras más de doce años de experiencia en el ámbito de la toxicidad de los aditivos alimentarios, dos de los últimos dedicados a una recopilación comparativa de los numerosos estudios internacionales sobre este tema, Corinne Gouget por fin nos ofrece la posibilidad de conocer lo que vamos a ingerir.

Gracias a esta guía de fácil utilización, podremos descubrir lo qué realmente se esconde detrás de la mayoría de los ingredientes cuyos nombres aparecen en las etiquetas de envases y envoltorios, con el fin de porder decidir conscientemente si comprar o consumir determinados productos.

Cada vez es más difícil saber a ciencia cierta qué sustancias contienen los alimentos que vamos a ingerir, pero gracias a este libro la tarea ya no será tan complicada.

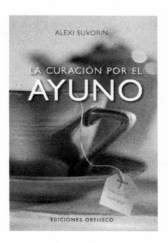

El ayuno es la terapia natural por excelencia. No hay enfermedad que se le resista. Cuando dejamos de comer, se pone en marcha en nuestro organismo un inteligente y complejo sistema que nos permite recuperar la energía necesaria a partir de las grasas acumuladas. Mediante el ayuno se produce una renovación celular que limpia nuestros tejidos: la boca del estómago, el hígado, los riñones, los intestinos y todo el organismo. Además, adelgazamos y afinamos nuestros sentidos.

En el presente libro, un verdadero clásico en su género, Alexi Suvorin nos relata sus extraordinarias experiencias con el ayuno y nos enseña a hacerlo racional y correctamente, sin peligros.

¡Aprende las ventajad del ayuno de una forma sana y sin peligros!

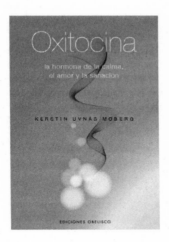

En años recientes se han realizado apasionantes descubrimientos científicos acerca de una hormona cuyo sorprendente papel en el cuerpo humano, durante mucho tiempo, no se ha tenido en cuenta. Nos referimos a la oxitocina, la poderosa hormona responsable de nuestra relación con los demás, del sexo y del nacimiento, así como de la sensación de calma y relajación. Su acción es justo la contraria a la de la hormona del estrés, la adrenalina: la que desencadena los sistemas de «lucha o huida» en el organismo.

Se ha escrito mucho sobre ello, pero la importancia polifacética de la oxitocina, hoy por hoy, sólo es conocida por los profesionales de la obstetricia, de la psicología y por algunos psiquiatras.

Oxitocina, de la doctora Kerstin Uvnäs Moberg, es el primer libro que revela la importancia de la acción de la oxitocina para el público general. Los últimos resultados de la investigación y el gran potencial del uso terapéutico de esta hormona –que los laboratorios de biotecnología están tratando de sintetizar– en la reducción de los estados de ansiedad, estrés, adicciones, y problemas en el nacimiento abren perspectivas fascinantes y de gran relevancia en nuestras vidas.

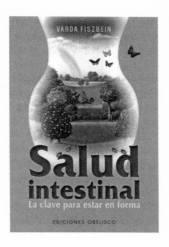

La salud intestinal, la limpieza de los intestinos como regla básica de la salud, fue practicada desde tiempos remotos por las más diversas culturas hasta que, por distintos motivos, cayó en desuso. En la actualidad volvemos a comprender la importancia vital de la higiene intestinal y su práctica como manera natural y eficaz para prevenir numerosas enfermedades y recuperar la salud, si es que ésta se encuentra deteriorada. Los efectos más notables de la limpieza de los intestinos son:

- Sensación de bienestar y de ligereza
- Control del peso
- Estimulación de las facultades intelectuales
- Mejoría ante las enfermedades inflamatorias
- Rejuvenecimiento físico y mental
- Eliminación de toxinas

En este libro, eminentemente práctico, se repasan las diversas técnicas de limpieza del colon y del intestino, que garantizan una excelente resistencia inmunológica y constituyen un medio sencillo y eficaz para combatir las enfermedades agudas y crónicas. ¡Un libro útil sobre los diferentes métodos que garantizan unos intestinos limpios y saludables!

Si lo desea puede enviarnos algún comentario sobre

LAS INCREÍBLES PROPIEDADES TERAPÉUTICAS
DEL CLORURO DE MAGNESIO

Esperamos que haya disfrutado con la lectura y que este libro ocupe un lugar especial en su biblioteca particular. Dado que nuestro principal objetivo es complacer a nuestros lectores, nos sería de gran utilidad recibir sus comentarios, enviando esta hoja por correo, fax o correo electrónico a:

EDICIONES OBELISCO
Pere IV 78, 3° 5ª
08005 Barcelona (ESPAÑA)
Fax: (34) 93-309-85-23
e-mail: comercial@edicionesobelisco.com

✍ Comentarios o sugerencias:
_____
_____
_____

✍ ¿Qué le ha llamado más la atención de este libro?
_____
_____
_____

✍ ¿Desea recibir un catálogo de nuestros libros? (Válido sólo para España.)
❏ SÍ   ❏ NO

✍ ¿Desea recibir nuestra agenda electrónica de actividades?
❏ SÍ   ❏ NO

Si desea recibir **NUESTRA AGENDA ELECTRÓNICA** de actividades con conferencias, talleres y eventos, además del boletín con las nuevas publicaciones, puede darse de alta automáticamente en nuestra web **www.edicionesobelisco.com** y facilitarnos sus datos en el apartado Suscríbase.

Nombre y apellidos:
Dirección:
Ciudad: Código Postal:
Provincia/estado: País:
Teléfono: E-mail:

¡Gracias por su tiempo y su colaboración!